成都百年医院

天府文化 百年成都 丛书

成都市文化体制改革和文化产业发展领导小组办公室 主编

U0247623

邱　果
汪令江　编著
李　媛

成都时代出版社

天府文化　百年成都

Tianfu Culture,　A Century-old Chengdu

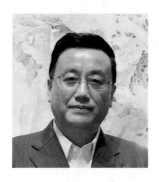

"天府文化·百年成都"丛书序

最温暖的记忆，最深刻的年轮

毛志雄

在中国城市体系，乃至世界城市体系中，成都是少有的千年城池未变、城名未改的现代都市。而这座拥有 4500 年文明史和 2300 年建城史的中国国家历史文化名城，如今正呈现出国际化、现代化的崭新形象。在成都迈向可持续发展的世界城市的历史当口，有必要回顾成都刚刚过去的百年历史，研究和探索成都究竟有什么样的昨天，凭什么走到如此壮阔的今天，靠什么走向更加美好的明天。

从 20 世纪初到 21 世纪初的这一百年，是成都历史上记忆最温暖的一百年。这一百年，离我们如此之近，时光虽已过去，但尚未走远；历史虽已翻篇，但仍触手可及，大量的史料和物证还在手中，众多的亲历者和见证人还在身边，历史的余温尚在。这一百年，和我们如此之亲，是我们和父辈共同走过的一百年，其间充满了我们和父辈乃至祖辈的共同经历，当年一起的追求与梦想还历历在目，当年一起的艰辛与付出还记忆犹新，件件都那样的亲切，那样的温馨感人。这一百年，惠及我们如此之多，是每个成都人、每个成都家庭变化最大和收获最多的一百年，也是最值得回味和最值得珍视的一百年，大家共同目睹了成都影响中国甚至影响世界的重大事件，共同收获了成都发展带来的繁荣与富足、进步与和谐。回顾百年历史，可以看到父辈的昨天是如何的青春飞扬、城市的昨天是如何的莺飞草长，可以看到在这一百年里，时代、城市和家人给予的爱和力量。让我们永远感恩这个蓬勃发展的时代，感恩这座生生不息的城市，感恩生我养我的挚爱亲人。

这一百年还是成都历史上变化最深刻的一百年。这一百年，本质上是成都从传统走向现代、从封闭走向开放的一百年，是成都从农业文明走向工业文明和城市文明、从内陆城市走向世界城市的一百年，堪称成都建城史上最深刻的年轮。成都现代文明是于这一百年开局的。1875 年，洋务派官僚张之洞简放四川学政后，在成都创办尊经书院，不志科举，专事西方科学知识教育；而后的 1897 年、1902 年和 1910 年，四川第一所官办新式学校——成都中西学堂、四川大学的前身四川省城高等学堂、华西协合大学相继在成都设立；1901 年，成都开始外派留学生，当年即派出首批赴日留学生 24 名和赴美留学生 23 名，截至 1909 年，成都府共派赴日留学生 311 名。成都现代工业是在这一百年生长的。1877 年，洋务派成员四川总督丁宝桢在成都创办"四川机器局"，从上海洋行购买机器，仿造洋枪洋炮，修理军用机械，此后，四川机器局又先后开办银圆局、铜圆局，并更名为成都造币厂；我祖父日本留学归国后就曾担任成都造币厂厂长。1903 年，成都设立四川通省劝工总局，并先后成立富国机械厂、启明电灯公司、乐利造纸公司等企业。成都现代意义的城市是在这一百年起步的。1921 年，北洋政府建立成都市政公所，专门管辖川西道成都、华阳两县的城区。之后，成都城区开始大规模修建道路，建成春熙路等重要道路，并兴建自来水、电力和电话等基础设施。1928 年，民国政府正式设置成都市。回顾百年历史，我们可以深刻感受到时代变迁、制度革命和文化演进对城市的巨大作用，可以深切感受到国家刻骨铭心的磨难、民族感天动地的奋斗和人民彪炳史册的创造对城市的巨大影响，并发自内心地致敬伟大的时代，致敬伟大的祖国，进一步坚定中国特色社会主义的道路自信、理论自信、制度自信和文化自信。

这一百年也是成都历史上发展最精彩的一百年。这一百年，每当国家、民族的危难关口，成都人总是挺身而出，主动担当。1911 年，成都人民掀起保路运动，直接引爆辛亥革命；1912 年，成都人彭家珍炸死良弼，直接促使清帝逊位，被孙中山先生誉为辛亥革命的"收功弹丸"；抗日战争中，川军参加抗日正面战场主要战役的有 340 万人，伤亡 64 万人，许多人来自成都，成都人王铭章将军率所部 122 师死守滕县，壮烈捐躯，为台儿庄战役的胜利立下不朽功勋。这一百年，成都总是行进在中国开放的大道上，无论是被动开放还是主动开放。20世纪初，成都设立法国领事机构，之后又设立华西协合大学和圣修、仁济、协合医院等教会学校和教会医院，让成都在百年之初最先接触外来文明；抗战期间，燕京大学、齐鲁大学、金陵大学、金陵女子文理学院等高校内迁成都，大批专家名流和文化人齐聚蓉城，使成都一跃成为重要的文化中心。这一百年，成都总是顺应历史潮流，积极应变，主动求变，努力与时代同行。20世纪初，经学家廖平、思想家宋育仁等在成都成立蜀学会，创办《蜀学报》，鼓吹维新变法，为中国和四川维新变法做出重要贡献。而后，成都最早的马克思主义者王右木等在成都组织马克思主义读书会，成立"四川社会主义青年团"和中共成都独立小组，宣告中国共产党早期组织在成都成立。回顾百年历史，可以深刻认识成都在中国社会进步中的重要作用，成都不仅是时代变革的引爆器，还是社会进步的加速器；可以深刻认识历史变量在成都发展中的重要作用，即时代变迁赋予了成都重大机遇，制度革命带给了成都巨大能量，文化演进给予了成都持久活力。成都更加自觉地与时代同行，为历史担当，书写更加精彩的成都篇章。

从上世纪初到本世纪初的这一百年，是当代成都人最期望探寻、最值得研究和最应当书写的一百年。这一百年，成都在中华民族波澜壮阔的复兴征程中一路前行，基本走完发达国家城市几百年才走完的工业化、城市化历程。回顾百年历史，在由衷地赞叹其辉煌成就、感叹其来之不易的同时，有必要反思成都百年巨变的主要成因。

首先是得益于时代的力量。这一百年，是激烈动荡又快速前进的一百年，是先进的社会生产取代落后的社会生产的一百年。这一百年，成都经历了资本主义、帝国主义的入侵，特别是日寇侵华战争的巨大冲击，经历了结束封建帝制、消除军阀割据、消灭入侵日寇和成立中华人民共和国等重大事件的巨大影响。可以讲，在成都几千年建城史中，没有任何一个百年像这一百年遭遇如此深重的社会磨难，没有任何一个百年像这一百年实现如此深刻的社会变化。也正是这一百年，使成都凤凰涅槃，浴火重生，让成都彻底结束闭关自守和贫穷落后，真正走向文明进步和繁荣富强。没有这个时代的洗礼，成都人思想不可能如此解放，状态不可能如此昂扬。

其次是得益于制度的力量。革命是历史前进的火车头。这一百年，是风起云涌又不断跃进的一百年，是先进的社会制度取代落后的社会制度的一百年。中国特色社会主义制度在这百年中显示出强大的生命力，推动中国建设富强民主文明和谐美丽的社会主义现代化国家，推动成都成为具有竞争力和影响力的体现新发展理念的国家中心城市。正是由于优越的社会制度,这一百年成都经济社会飞速发展,经济总量从 1949 年的 3.99 亿元增长到 2017 年的 1.39 万亿元,发展成为全国城市第七、省会城市第二的特大中心城市。没有中国特色社会主义制度,不可能有成都的今天。

再次是得益于文化的力量。成都历来具有不排外、汇百流、善吸收、能创新、勇进取的开放性格。历史上,开明氏入蜀,带来了荆楚文化;秦定蜀,带来了关中文化;清代"湖广填四川"及 1949 年后的"三线建设",加速了文化的交融。在数千年的历史长河中,成都依托优越的自然条件、深厚的历史积淀和独特的文化底蕴,在自然与人文、封闭与开放、农耕文明与城市文明碰撞融合中传承发展,形成了创新创造、优雅时尚、乐观包容、友善公益的天府文化,这一文化在 20 世纪初到 21 世纪初的百年间创造性转化和创新性发展,成为成都百年发展的精神力量。正是天府文化所蕴含的崇德向善的精神品格、自强不息的风骨气质、海纳百川的胸襟气度、爱国忧民的家国情怀,支撑了百年成都的革故鼎新、善谋图变,支撑了百年成都人的达观向上、兼容并包,最终成就了成都的百年巨变。

在中国共产党成立一百周年之际,为进一步弘扬中华优秀传统文化,传承和发展天府文化,成都市文化体制改革和文化产业发展领导小组办公室专门编撰了这套"天府文化·百年成都"丛书,目的在于从建设可持续发展的世界城市的高度回望成都从 20 世纪初以来的百年历史,从政治、经济、文化、社会、生态等多个领域,从城市基础设施、规划建设、空间拓展、经济布局、产业演进、教育医疗、科技文化等多个方面,全景式多视角地反映成都的百年变化,揭示成都百年的发展轨迹,并对成都发展的规律作出深入透彻的阐释。首批出版的《成都百年学校》《成都百年医院》《成都百年小镇》《成都百年风俗》《成都百年风物》和《成都百年影像》六本书,从教育、医疗、城镇、民风、民俗等角度,以图文并茂和叙议结合的方式,记录成都既充满温情又饱含认知的百年历史,力图为读者带来新鲜的视觉感受、丰富的文化体验、全面的地域认识和深刻的历史认知。

期待这套丛书能从历史与现实的维度,展示成都这座国家历史文化名城的深度与广度。

作者系成都市文化体制改革和文化产业发展领导小组副组长,"天府文化·百年成都"丛书编委会主任,成都大学成都研究院院长,法学硕士、经济学博士。

Contents

目录

序

自"九天开出一成都"，这里的人们便过着"水旱从人不知饥馑"安逸闲适的生活，"万户千门入画图"的自然生态带给人们追求康体健身的热情与便捷，更培植起传统中医蓬勃发展的丰厚土壤。百年前的成都已然名医辈出，医药典籍众多，医馆药肆比比皆是。1840年鸦片战争后，中国国门被迫打开，传教士以施医布道的方式传播西方思想和文化，间接带来了现代医疗技术，成都以其乐观包容的城市特质，由初期小心翼翼略显被动地接触西方医学到逐步主动学习和借鉴。抗战时期，随着内迁人口的激增，对医疗的需求更加迫切，政府办医院成为必需，西式医院相继建立。新中国成立后，为更好地保障人民身体健康和生命安全，成都医院发展迎来新时代。今天生活在成都的人们，满满的幸福感中很重要的一项，就与成都的医疗卫生保障水平息息相关。当下，成都除了有健全的市属城乡三级医疗预防保健网，还坐落有国家级和省级医疗预防保健中心，以及大批或民营或合资的医疗机构。成都的医疗卫生体系日臻完善，成都的医疗卫生水平不断提升。

抚今追昔，成都现代医学的源头是在哪里？百年成都西医的发生与发展经历了怎样的变迁，又引发了哪些令人感慨的故事？

1891 年，刚刚获得医学博士学位的启尔德和新婚妻子詹妮·福勒，牧师赫斐秋，医生斯蒂文森、布朗等一行多人，作为加拿大基督教卫斯理会派遣来成都开拓华西教区的志愿队先遣队员，经过一个月的海上航行，转木船，再走旱路终于到达成都。这些传教士怀抱着传播西方思想和文化的初衷，利用先进技术救治劳苦大众身体，在走进中国人生活的同时，在成都扎下了根。1892 年 11 月 3 日，启尔德和斯蒂文森创办的一家西医诊所在成都四圣祠北街开诊，这家当时叫作"福音堂"诊所、日后改名为"仁济"的医院，是成都诞生的第一家西医医院，点亮了成都乃至四川的现代医学星火。福音堂诊所在原址发展为今天的成都市第二人民医院。1988 年，成都市第二人民医院增名成都市红十字医院。2018 年 7 月，成都市第二人民医院正式增挂四川仁济医院院名，百年仁济精神正在一代代地传承。隶属于教会的仁济医院主观上承载着教会传教的理想，客观上一直实践着救死扶伤、治病救人的医学目标，为当时之四川乃至中国西部带来了现代医学和早期的医学教育，更参与开创了当今在四川乃至中国影响巨大的华西品牌，可谓是"西学东渐"最佳实践。

回望历史，在最早诞生于 1892 年的仁济医院之后，成都还创办有十余所西医医院和医学院，包括 1894 年开办的存仁医院、1896 年开办的仁济女医院、1901 年开办的圣修医院、1904 年开办的四川陆军军医学堂及所属四川陆军医院、1906 年开办的平安医院、1911 年开办的仁济牙症医院、1911 年开办的成都巴斯德医学微生物研究院、1914 年开办的华西协合大学医科、1914 年开办的仁济护士职业学校、1917 年开办的华西协合大学牙科等等先驱。成都现代医学历史的起源犹如百舸争流。

存仁医院，1894 年由美国基督教美以美会医学博士甘来德（Harry Lee Canright）医生在成都陕西街创办。这所初创时为诊所、在成都教案中被毁、之后扩大重建的医院，1929 年由普通综合性医院改为眼耳鼻喉病的专科医院，是中国历史上最早的一家眼耳鼻喉专科医院，也是当时中国和东南亚最大的一所眼耳鼻喉专科医院，是我国耳鼻咽喉科学的主要发源地。存仁医院在改为眼耳鼻喉病专科医院后，即成为华西协合大学医牙学院的眼耳鼻喉专科教学医院。抗日战争时期，成都敞开怀抱接纳中央大学、燕京大学、齐鲁大学、金陵大学、金陵女子文理学院等内迁高校的学子。存仁医院成为华西协合大学、中央大学、齐鲁大学三大学联合医院眼耳鼻喉专科医院。抗战结束后，存仁医院成为华西协合大学医牙学院五官科教学医院。

　　圣修医院，1901 年由天主教法国巴黎外方传教会川西北代牧区在成都马道街建成，邀请玛利亚方济各会女修会管理，先后由加拿大人美明（Moria Doloyes Albislar）、法国人徐明达（Gnzanne Minson）担任院长。在 1917 年军阀混战、1932 年成都川军巷战以及抗日战争日机轰炸成都期间，圣修医院救治伤员，敞开大门接收民众进院避难。圣修医院 1947 年开办了护士职业学校。成都解放后，肖济博士成为了第一位中方院长。医院在 1950 年 4 月改名和平医院，1951 年 6 月由西南铁路工程局接收，2004 年成为成都市直属公立医疗机构，2010 年成为成都大学附属医院。

　　四川陆军军医学堂及所属四川陆军医院，1904 年由四川总督在成都陕西街开办，是历史上四川政府最早举办的西医学校和医院。四川政府聘用法国海陆军军医担任教员和医生，图书仪器均由法国供给，设内科、外科、妇产科、儿科、皮肤科，专门培养中等专业水平的军医。1910 年至 1914 年一度停办，恢复后开办至 1926 年。办学以来，总共招收 8 班、毕业 294 名学生。

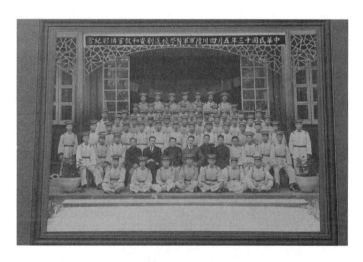

民国十三年（1924 年）五月四川陆军军医学校送别安和教官摄影纪念（成都大学附属医院提供）

　　平安医院，1906 年由天主教法国巴黎外方传教会川西北代牧区委托玛利亚方济各会女修会创办和管理，又称"孤贫医院"，当时成都人俗称"干瘫子医院"，意谓专门收容孤贫无靠的重病人。平安医院总平面为横"曰"

字形，前后有檐廊将房间团团围住，不管下雨天晴，都可在医院内行走。局部利用层高作阁楼，有简易木梯上下。初期设病床 174 张，后增加到 200 张，不但送医药、送稀饭、住宿照料、死后安葬，且分文不取，成为当时孤贫危重病人向往的处所，每年收治人数超过 4000，是成都早期的慈善机构。1952年，平安医院由成都市民政局救济分会接收。

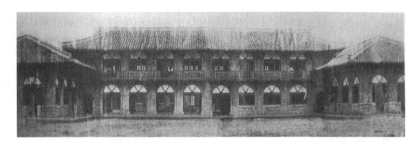

平安医院（图片来自网络）

仁济牙症医院，号称"远东第一"牙科，1911 年由加拿大基督教英美会牙医学博士林则在启尔德的支持下创办，开启了中国现代牙医学的历史篇章。1917 年，林则创办华西协合大学牙医学科，中国有了第一个培养现代口腔医学高等人才的教育基地。

成都巴斯德医学微生物研究院，1911 年由一名法国商人和法国农业部资助成立，主要研制天花等预防疫苗，为成都医疗预防初期发展起到了引导作用。关于成都巴斯德医学微生物研究院地址及有关情况，只在法国巴斯德研究院的档案有记载：1911 年到 1930 年，成都北门外建有一个成都巴斯德医学微生物研究院。在上世纪 20 年代成都发生的瘟疫中，成都巴斯德医学微生物研究院共发放疫苗 20 多万支，挽救了成千上万的生命。

华西协合大学医科，创办于 1914 年。启尔德博士作为开办医科的主导，启希贤博士、莫尔思（W. R. Morse）博士、甘来德博士等都在设立医科的工作中发挥了重要作用。办学目的是培养中国的医学骨干，让他们能够在中国推进现代医学，让广大的中国病患受益。从医科开办之初，仁济男医院、仁济女医院和仁济牙症医院就作为实践基地，开展临床教学，存仁医院也为大学眼耳鼻喉专科教学提供实践基地。抗战时期，随着中央大学医学院、齐鲁大学医学院内迁到华西坝，华西协合大学医牙学院与中央大学医学院、齐鲁大学医学院共同教学，成为了当时中国重要的医学学术中心，史称"三大学联合医院"。1946 年 6 月 20 日，华西协合大学医院全面开启，华西前辈经过五十多年的努力，终于完成了在华西坝建立一个医学卫生中心的夙愿。如今的华西医院是世界规模最大的医院之一，中国最好的医院之一。

仁济护士职业学校，是西南地区最早培养中国护理人才的学校。1914年仁济男医院首开男护士学校，次年在仁济女医院开办女护士学校，教师都由外籍护士担任，开创了中国西部护理教育之先河。1946 年，学校迁入华西协合大学医院内（今四川大学华西医院），转归大学领导。1950 年，学校因外籍教师离去而停课，至此，该校共毕业学生 38 班、459 人。从这所学校毕业的学生，是成都乃至全川最早一批专业的护理人员，她们中的很多人成为各家医院护理部负责人，对其所在医院的护理工作作出了重要的贡献。1951年秋，成都仁济护士职业学校由西南文教部接收后并入了当时的川西卫生学校。此后几多变迁，留下的校址成为今天的四川大学附设华西卫生学校和四川大学华西护理学院。

从 1892 年福音堂第一家西医诊所创立，这场医疗领域的"西学东渐"让每一个身处其中的人感受到时代变迁、科学进步对城市的巨大影响。启尔德、斯蒂文森、玛利亚、任尔为等以传教士身份进入成都的这批医生可能想象不到，从他们手中开端的现代医学，在一百二十多年的时间里，经过几代人的努力，在成都蓬勃发展，为这座城市的人民带来健康的福祉，并将延续下去。

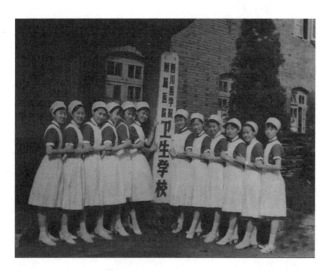

川西卫生学校旧照（图片来自网络）

14

　　除了在"西学东渐"背景下发展起来的现代医院，为更好适应广大人民的医疗需求，多所成都本土发端的医院也在 20 世纪 30 至 50 年代出现。

　　抗战爆发后，中央大学随国民政府西迁入川，医学院及农学院畜牧兽医系内迁成都华西坝。中央大学医学院、齐鲁大学医学院与华西协合大学医学院签订三年协议成立"三大学联合医院"。1941 年，三年协议期满，中央大学医学院与当时四川省卫生处商量并报四川省政府批准，决定由中央大学与四川省政府共同筹办一所医院作为中央大学医学院附属医院，定名为成都公立医院。1946 年，成都公立医院院长戚寿南签呈四川省政府"为中大医学院还都在迩，拟将中大医学院与四川省政府合办之公立医院移交四川省卫生处接受"，以"培养医学人才、救治伤病军民及增进民族之健康"为宗旨，医院改名为四川省立医院，医院迁至青龙街 103 号。1949 年成都和平解放后，四川省立医院更名为川西医院。1952 年，川东、川南、川西、川北四个行政公署合并成立四川省，川西医院更名为四川省人民医院。因新中国医疗卫生事业发展的需要，医院一分为二：一部分在 1954 年迁至青羊宫现址，成为现四川省人民医院；一部分留在青龙街，组建为成都市第三人民医院。

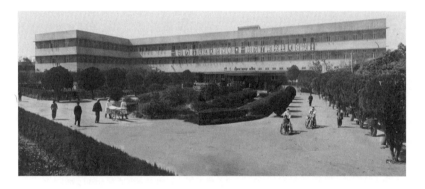

四川省人民医院1955年青羊宫院区（图片来自四川省人民医院网站）

　　1938 年，成都妇产科医院创立。1942 年，成都市妇幼保健院创立，创办人杨崇瑞是中国最早一批留学归来的女博士。这两所医院为成都乃至四川地区妇幼卫生体系建设奠定了坚实的基础，使妇女在时代变革和进步下得到更多保障，女性地位逐步提升。

1942 年，为弥补公共医疗保障的不足，作为当时成都第一所市立医院的成都市第一人民医院历时 16 载，终于建成，传统的中医学也在这里名满蓉城。黄柱臣、"王小儿"、"小儿王"、朱震川、王文雄等名老中医奠定了如今成都市第一人民医院中西医并举的格局。

1956 年，在周恩来等党和国家领导人的关怀下，成都中医药大学（原名成都中医学院）成立，与北京中医药大学、上海中医药大学、广州中医药大学并称为中医"老四校"。次年，成都中医药大学附属医院即四川省中医院成立，成为"老四校"中最早成立的附属医院之一。

1958 年，擅长武术的郑怀贤在贺龙元帅的指示下，在成都体育学院的大力支持下，创办了成都体育学院附属体育医院，即今日的四川省骨科医院，成为中国第一所体育医院，树立了武医结合、运动保健的独特风格。

百年来，成都现代医学多姿多彩的起源奠定了现如今成都完善的医疗保障体系，是快速变革的时代驱动着这场医疗事业的革命，是兼容并包的达观精神助推着这场革命，是勇于创新的前辈亲手缔造了这场革命。

《成都百年医院》一书，在成都众多医院中按照教会医院传承系列、人民医院系列、特色专科医院系列，挑选了能体现三个系列各自特色的历史悠久的十家医院，梳理建院与发展过程中的历史事件和精彩瞬间，讲述医者与伤患的故事，展现医者的大爱情怀，感受成都乐观豁达的城市脉动，用医学疗愈身体、疗愈心灵的视角，去发现一段有温度、有深度的成都历史。

这十家医院从三个系列入手选择而出，但又在不同系列间交织。其中，华西医院由教会医院发展而来，包括了华西医院、华西第二医院（华西妇产儿童医院）、华西第四医院及华西口腔医院。成都市第一人民医院是政府主导开办，同时充分休现了中西医结合融通发展的特色。成都市第二人民医院也是百年教会医院，并在发展过程中展现出皮肤专科特色。成都市第三人民医院是抗战内迁政府医疗资源的延绵和发展。四川骨科医院带着"武医结合"行走江湖的恣意洒脱服务于体育竞技，专精深地驰骋在骨科领域。成都市妇女儿童中心医院专注妇女儿童健康，强调预防为主，引导妇女儿童掌握健康生活知识、养成健康生活习惯。成都大学附属医院从教会医院演变而来，带着服务铁路建设的基因全力服务成都市民。

这十家医院的创办与发展各有精彩，但有一个共同之处便是都拥有自己引以为傲的名医名家。他们或出生医学世家，耳濡目染间，一边传承一边发展医术医学；或留学归来，带着海外医学发展新空气融入本土，落地生根。他们或融会贯通或独树一帜，都在医疗领域挥洒自如。这些名医大家又有一个共同点，那便是医者大爱。爱医、爱药、更爱患者，宛如白衣天使。阅读这些故事，能了解百年间成都医院的发展壮大根基何在，能了解医院之于医者之于患者的重要性何在，也就能明了守护我们健康安宁的力量所在。

本书由编写组撰写集稿，掌故不论巨细、人物不分古今，以尊重史实、实事求是地展现成都百年医院风貌为原则进行增删编辑。

希望这本小书，不仅仅是回望成都医院的历史，更是展望成都医院未来发展的一个开始。

天府文化　百年成都

Tianfu Culture,　A Century-old Chengdu

百年传响 坝上华西
——四川大学华西医院

在当今成都锦江万里桥头、高楼环抱的华西坝，有闻名遐迩的四川大学华西医院，包括华西医院、华西二院、华西四院及华西口腔四家以华西为名的医院。这个在一个多世纪前东西方文化碰撞与交融下产生的医院，为成都带来了当时最先进的医疗技术，拯救了成千上万条生命，也为相对闭塞的中国西部打开一扇世界之窗。

【华西坝上华西院】

1905年（清光绪三十一年），四川的基督教英美会（后改称中华基督教会）、美以美会（后改称卫理公会）、浸礼会和公谊会抱着以办学校推动传教事业的初衷，决定在成都城南联合筹办一所大学，由毕启、启尔德和陶维新等联合各教会集资，在城南南台寺西南的锦江之滨购地百余亩修建校舍。以今日"华西坝"为基地，于1910年正式成立大学，定名为私立华西协合大学。这里距城中心仅二里左右，土地平坦、清旷，是理想的大学校址。1918年圣公会加入学校的办学活动。当年的成都市民称华西协合大学为"五洋学堂"或"五会学堂"。

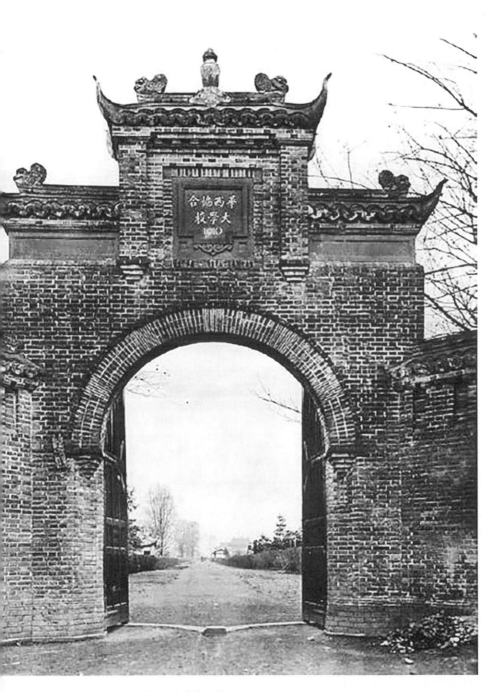

华西协合大学（图片来自网络）

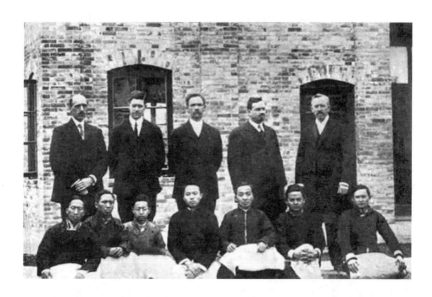

1914年华西协合大学医科第一届师生。各教会任命教师5位，分别为后排左起谢坚道（加拿大卫理公会）、艾文（美以美会）、甘乃德（美以美会）、莫尔思（美国浸信会）、启尔德（加拿大卫理公会）（图片来自网络）

　　为解决当时各传教站医院、诊所急缺医务人员的状况，华西协合大学为开展医学教育、培养医学人才，在统筹仁济医院、存仁医院、仁济女医院资源的基础上于1914年增设医科，并将仁济医院和存仁医院作为医学院教学医院。一时间，甘乃德、启尔德、莫尔思、谢道坚、艾文（H.W. Irwin）、黎伯斐（C.B. Kelly）、启希贤等纷纷在华西协合大学医科教授医学专业课程，甘乃德被任命为第一届医科院长。为了让国人意识到牙科学教育的必要性，华西协合大学以林则（A.W. Lindsay）为创办人，成立了中国最早的牙科专业。创建医、牙科其实十分艰辛。当时正值第一次世界大战，受战争影响，原定派往成都的人员未能成行，经费也受到压缩。莫尔思回忆道，所有的教学条件就是一些试管、烧杯、酒精灯和火柴，至于教科书，都是手写提纲翻译过来，有时甚至连纸都没有。医学院第一届招生8人，学制6年，到1920年只剩4名毕业生。

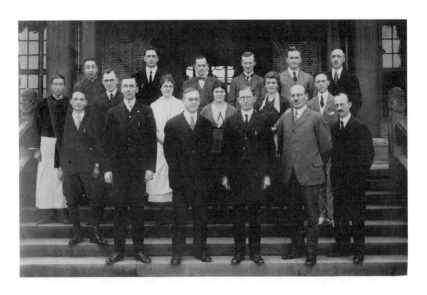

华西协合大学医科成员，1923 年 10 月。由左至右，前排：肖义森，胡祖遗，莫尔思，
毕启，黎伯斐，唐茂森；二排：张先生，启真道，启静卿，德乐尔，启希贤，米玉士；
三排：钱家鸿，杨济灵，Humphreys，苏道璞，班勤，谢道坚（图片来自加拿大维多
利亚大学图书馆维多利亚大学在中国（Vic in china）线上主题展览）

　　1929 年，华西协合大学医科、牙科联合成为医学院。医学院初设主席，
莫尔思兼任医院主席和医科科长，林则担任牙科科长。华西协合大学医学院
既是一个医学教育单位，又是一个医疗服务机构，许多教授兼任教师和医生
两种责任，为成都乃至中国的医疗事业现代化提供了人才、技术和经验支持。

　　抗日战争全面爆发后，偏安中国西南的成都，尚能搁置下安静的书桌，
华西坝与重庆沙坪坝、北碚夏坝和江津白沙坝并称为抗战时期大后方的"文
化四坝"。中央大学医学院院长戚寿南赴成都接洽中大医学院内迁事宜。随
着金陵大学、齐鲁大学、燕京大学、金陵女子文理学院相继内迁，齐汇华西坝，
与华西协合大学联合办学，史称"五大学联合时期"。一时间中国顶级的文、
理、农、医、工大师巨匠会聚于此，使得华西坝"五大学"成为与"西南联大"
齐名的中国战时文化和科学教育的重要中心。

中央大学医学院及齐鲁大学医学院相继来蓉，与华西协合大学医科合办医学教育。仅靠当时仁济、存仁为主的教学医院，很难满足中央、齐鲁、华西三校学生的临床教学、实习需要。为此，三校两院及主办两院的基督教差会，经过多次协商，决定把三校两院的人才、设备集中使用，统一管理，组建三校联合医院。1938 年 7 月 1 日，中央大学医学院、齐鲁大学与华西协合大学组建的"华大、中大、齐大三大学联合医院"正式成立并运作，公推中央大学医学院院长戚寿南任总院长，华大医学院院长启真道任总指导。由仍留存至现今的医院办公大楼、水塔楼、第八教学楼构建成当时国内最具规模的医学城堡，时称"新医院"。仁济男、女医院和存仁医院是联合医院的主体，开设有内、外、妇、儿四大主科，为"三大学"医学院的临床教学及实习的主要基地，提供各校共同使用的病床计 400 余张。这是中国当时最高水平的医院，成为大学合作的典范。

当时，英勇抗日的飞行员与日军浴血奋战，伤员都送到"三大学联合医院"救治。戚寿南院长安排了特别医疗区，对每位伤员亲自诊疗或会诊，"戚院长"之名可谓家喻户晓。他还以个人名义向美国医学界的朋友寻求药品、资金援助，极大地支持了联合医院的维系和发展。

1938 年洛克菲勒基金会托戚寿南接收 35000 美元，用于"联合医院"建筑及设备的维护和补充（图片出自洛克菲勒基金会 1938 年年度报告）

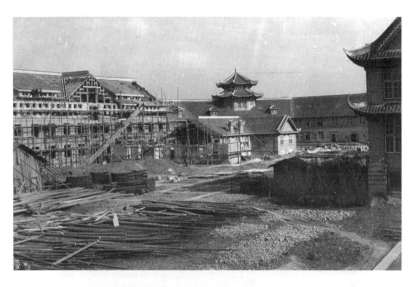

修建中的华西协合大学医院(一),摄于 1939 年（图片来自网络）

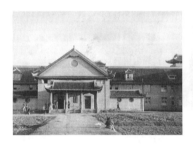

1939 年华西协合大学医院门诊部（图
片来自网络）

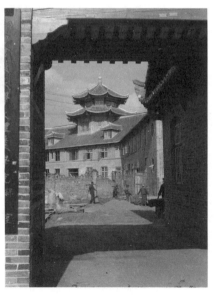

修建中的华西协合大学医院(二),摄于 1939 年
（图片来自网络）

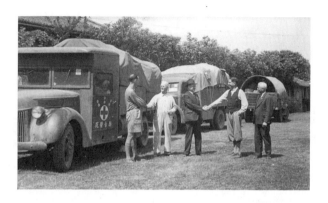

杨济灵（右二）在中缅公路上与公谊救护队（Friends Ambulance Unit）相会，摄于1941年（图片来自网络）

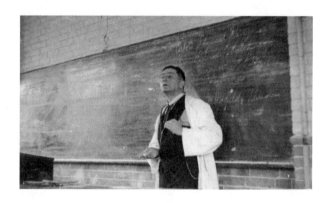

杨济灵讲课，摄于1945年（图片来自网络）

　　"联合医院"汇聚了当时国外内知名的医学专家，其中不乏学界泰斗级的人物。总院长戚寿南系美国约翰斯·霍普金斯大学医学博士、著名心内科专家、我国心电图创始人之一；总指导启真道系加拿大籍生理学教授、多伦多大学文学学士、生理学和哲学博士；林则系加拿大多伦多大学牙医学及法学博士，后世称他为"中国现代牙医学创始人"。此外，还有我国解剖学家张查理、生理学家蔡翘和童第周、药物学家汤腾汉、生化学家郑集、内科学家黄克维、外科学家董秉奇、眼科专家陈耀真、病理学家侯宝璋、公共卫生学家陈志潜和李廷安、精神病学家程玉麐、细菌学家林飞卿、儿科学家樊培禄……他们在成都携手合作，共克时艰，救护战事伤员并开展临床教学工作，悉心培养医学人才。这些医学界知名的专家和教授开展了一系列技术创新，创造了多项当时中外医学史上的第一，如中国第一例食管癌切除术、世界第一例胆道取出活体蛔虫、世界首例应用丝线外科缝合、国内率先开展精神病现代治疗等。

1941 年，中大医学院在正府街建立成都公立医院后退出联合医院，齐鲁和华西两个医学院仍继续合作，改名为"华西、齐鲁大学联合医院"，由杨济灵（Dr.Albert Edward Best）任院长。杨济灵毕业于多伦多大学，1923 年到华西医院任内科主任，一直工作到 1948 年。他是华西医学院内科的开创者，在物资严重匮乏的战争年代，他和中国同事一起多次往返在中缅公路上，将大量药品和医用器械运至成都，保障了医院的顺利运行。

由中国基金会、洛克菲勒基金会、英国庚子赔款基金会和华大医科毕业同学共同捐款，华西协合大学于 1942 年在成都外南国学巷建成新的大学医院。医院占地 80 余亩，有系统分类的门诊和四间设备完善的手术室，华西、齐鲁两校的医科学生得以在更为方便良好的条件下进行临床教学和实习，新医院成为中国当时最先进、规模最大的综合性医院。

医院落成的开幕式上，华西协合大学医学院院长启真道阐释了医院之于医学生的重要意义："医院是我们学生们与病人和社会相会的地方，学习如何了解人的爱和恨，成功和失败，惧怕和希望。在这里理解、同情、爱都有用武之地。"

抗战胜利后，各大学回迁，医院改名为华西协合大学医院，简称华西医院。

新中国成立后，人民政府接管华西协合大学，医院随大学变更而更名。华西协合大学更名为华西大学，医院即更名为华西大学医院。1953 年，华西大学更名为四川医学院，医院更名为四川医学院附属医院。1985 年，四川医学院更名为华西医科大学，医院更名为华西医科大学附属第一医院。2000 年，四川大学与华西医科大学合并，医院更名为四川大学华西医院。

复旦大学医院管理研究所 2019 年 11 月公布《2018 年度中国医院排行榜》和《2018 年度中国医院专科声誉排行榜》。在入榜的 100 家医院中，北京协和医院、四川大学华西医院、中国人民解放军总医院名列前三名，在中国最佳专科声誉和最佳医院排行榜上，四川大学华西医院连续九年名列全国第二。

【华西坝上华西人】

● 启尔德家族与华西

从 1891 年第一次踏上成都这片土地，加拿大传教士医生启尔德一家三代，就为中国的医学事业、高等教育贡献了毕生的精力。他们给中国人民带来了健康福祉，给华西带来了现代医学教育，所作所为至今让人肃然起敬。

◎ 启尔德夫妇

1892 年，启尔德、启希贤夫妇在成都四圣祠街几间简陋民房里创办福音堂诊所，开始了在成都的从医事业。1896 年，启希贤在成都惜字宫街创建医院，后迁址惜字宫南街，定名仁济女医院，又名妇儒医院，是四川最早的妇女儿童医院，主要开展平产接生及一般妇、产、儿科疾病的诊治工作，为促进妇产科、儿科发展发挥了积极的作用，成为今天华西附二院的前身。

随着就医患者的不断增多，启尔德与同事开始探讨创办医学教育，通过"复制护士和医学传道士"，解决人才稀缺的困境。在基督教差会的支持下，启尔德同毕启、莫尔思一道，筹建华西协合大学，出任学校董事会第一任主席，并亲执教鞭，讲授生理学、眼科和化学等课程。医科建立后，经英美会同意，把仁济男、女医院作为医科的教学医院，并于 1918 年正式提供给临床师生

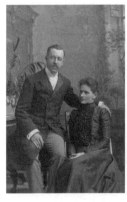

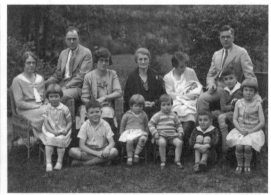

1899 年，启尔德和启希贤（成都市第二人民医院提供）

1932 年，启尔德一家三代。后排左起依次为：启静卿，启真道，启智明，启希贤，黄素芳，黄思礼。（图片来自加拿大维多利亚大学图书馆维多利亚大学在中国（Vic in china）线上主题展览）

使用。医科临床课教师和医院的医师可相互兼职，主要医学基础课在校内讲授，临床课则在各教学医院讲授，如临床手术、外科学、制药学在仁济医院；临床外科、妇科、产科学在仁济女医院。1920 年启尔德在加拿大去世，启希贤在五年后又回到成都，除了继续担任仁济妇女医院院长，还兼任华西医学院儿科学、治疗学教授。

◎ 启氏第二代

启氏兄妹 4 人都生长在华西坝，将人生中大部分的时光奉献给了华西的医学事业。

启尔德、启希贤夫妇的长子启真道（Leslie G.Kilborn）忠实地继承了父母的事业。1921 年，在启尔德逝世一年之后，在成都度过了少年时光、刚从多伦多大学毕业获得生理学硕士的启真道，便携新婚妻子，沿着父亲走过的路再次来到成都。

如同他的父母一样，启真道也善于言辞，在教学工作中，全部用中文讲授，还将英文的《生理学》译成了中文，出版了生理学实验手册。莫尔思称"从未见过像他那样经过最高专门训练的专家。他出生在中国，外籍教师中没有哪一位能像他那样讲一口地道的中国话，他的实验室是华大实验室中最好的"。

1921 年到 1927 年，四川各地军阀连年混战。启真道在战乱中被子弹打中，生命垂危，莫尔思、谢道坚、杨济灵等内外科医生一起给他检查，子弹穿过了左胸，离心脏只有几厘米！莫尔思亲自做手术，取出了带血的子弹头。启真道历时四个月才恢复，痊愈后却在左肩留下了永久的残疾。1928 年，在加拿大获得生理学博士学位后，启真道回到成都，晋升为生理学教授，出任医学院副院长。除了教授生理学、药理学、生物化学外，还教授医学英语，1936 年任医学院院长，后任医牙学院总院长，直到 20 世纪 50 年代初离开成都。

抗日战争爆发后，启真道与华西协合大学职工一道，日以继夜地为欢迎、帮助、安排逃难而来的各大学职工和学生而工作。他负责安排来自齐鲁大学、中央大学医学院的职工和学生，为之提供食宿，安排他们使用华大的实验室和医院，继续学习。启真道家里常挤满了流亡来的各校教职工、知名教授和家属。

在那多灾多难的年代，启真道的第一位妻子启静卿（Janet Mclure Kilborn）一直与他并肩战斗了 24 年。

　　启静卿也出生在一个父母都是来华志愿者的家庭，1894 年 10 月 6 日出生于美国宾夕法尼亚州匹兹堡市，1921 年从多伦多大学毕业，成为医学博士，同年跟大学同学启真道结婚后即跟随来到华西，成为成都早期的眼科医生。她用相当多时间管理眼科诊所，承担了华大教职工健康方面的诊治工作，还给医科学生讲授儿科学，给医牙两科的学生讲授医学英语课。1944 年，启静卿患轻度冠状动脉梗阻，她计划让启真道单独回中国工作，留下三个孩子在多伦多陪自己。但就在启真道临行前，启静卿发生了严重的冠状动脉梗阻，住院治疗几个月后，在 1945 年 5 月辞世。启真道为了纪念她，捐款在华西协合大学修建了医科图书馆，用她的名字命名。

　　启真道的第二位妻子吉恩·米勒（Jean E.Millar Kilborn）1947 年在香港嫁给启真道，她是毕业于加拿大西安大略大学的医学博士、麻醉医师。1906 年出生于安大略省，1932 年受加拿大联合教会派遣作为女子志愿队员来成都，接替即将退休的启希贤的工作。她到达成都时，正值历史上著名的军阀巷战刚刚结束，她不得不翻越无数的掩体，才艰难地到达仁济女医院。当她找到手术室，见到正忙着给伤者手术的启希贤医生，启希贤顾不上多说就立即安排她上手术台为病人麻醉。以后，吉恩·米勒又接替了启希贤大量的儿科教学工作。后来她在香港与启真道结婚后回到成都，继续一家人对华西协合大学作贡献，直到 1952 年随丈夫启真道离开，到香港大学医学院工作，在 1963 年退休。

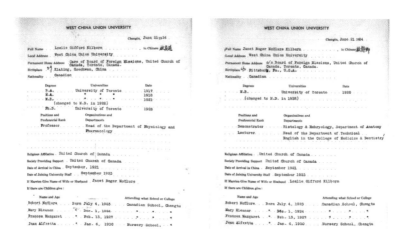

1933—1934 年华西协合大学教职员档案中启真道、启静卿的信息，档案收藏于耶鲁大学神学院图书馆

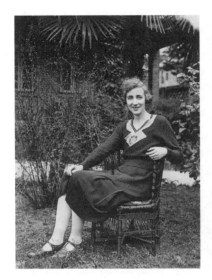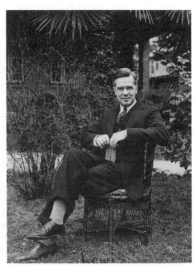

黄素芳和黄思礼，摄于 1933 年（图片来自加拿大维多利亚大学图书馆维多利亚大学在中国（Vic in china）线上主题展览）

启尔德大女儿黄素芳（Constance K.Walmsley）1898 年出生在成都，1919 年从加拿大多伦多大学维多利亚学院毕业，1921 年与同班同学黄思礼（Lewis C.Walmsley）结婚后返回成都。大学主修英文和历史的她，在成都加拿大学校（Canadian School）教授英文和历史，还经常给学生排演戏剧、歌舞剧。黄思礼也是作为加拿大卫斯理会的志愿者来到成都的，他 1923 年接任加拿大学校校长，直到 1948 年离职受聘去多伦多大学东亚研究系工作。他主持下的加拿大学校，尽管经历了中国抗日战争期间迁到仁寿县数年的艰难，但始终保持了教育理念和教学水平上的高水准，培养的学生后来多有建树。黄思礼在主持加拿大学校之余，还热心学习研究中国文化，与张英兰合作翻译了《王维诗集》，著有《王维：一位作画的诗人》等书，并作了几十幅描绘中国山水风光的风景油画被世界各地人士收藏。

二女儿启智明（Cora Alfretta Kilborn）1899 年出生在加拿大，毕业于加拿大多伦多大学维多利亚学院，获现代语言荣誉学士学位。1926 年随加拿大联合教会女子志愿队来到成都，在成都仁济女医院负责医学和护理学的教学工作，后曾任华西协合大学护士系主任。她将一生的大部分精力都贡献给了中国的护理教育事业。

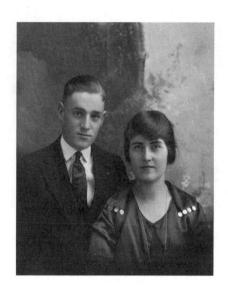

启智明（Cora Alfretta Kilborn）与弟弟肯尼斯·启尔德（Kenneth Kilborn）（图片来自加拿大维多利亚大学图书馆维多利亚大学在中国（Vic in china）线上主题展览）

◎ 启氏第三代

　　启氏第三代中，1924 年出生在成都，小学和大部分中学阶段都在成都和仁寿加拿大学校完成的启真道长女玛丽·埃莉诺（Mary Eleanor Kilborn），在多伦多女子大学攻读护理专业，之后又在蒙特利尔完成了护理专业的研究生课程，成为一名注册护士。1949 年 10 月随父亲返回成都，开始了在华西协合大学的教学和护理工作。

　　启真道的大儿子罗伯特·启尔德（Robert Kilborn）1923 年出生在峨眉山，在成都生活了 18 年，1943 年秋天随父母休假回到了加拿大，在加拿大完成学业，也成为了一名医生。虽然他很久都没有回到中国，但他始终情系华西，在 1990 年访问当时的华西医科大学时，萌生了再为华西医学事业做贡献的决心，回到加拿大后即自己出资创办启尔德纪念基金。1999 年，由启尔德纪念基金资助的第一名加拿大访问教授来到华西医科大学讲学。迄今为止，启尔德纪念基金已全额资助了十多名加拿大一流医学科学家或临床专家来蓉讲学或临床交流。

● **甘来德与中国眼耳鼻喉科发源**

华西医院三大源起之一的存仁医院，是中国第一个眼耳鼻喉专科医院，也是中国重要的眼耳鼻喉科发源地。存仁医院位于成都陕西街。原本该处是修建于 1880 年的基督教美以美会福音堂，在 1894 年设立为由美国医生主持的存仁医院。

创办人甘来德（H. L. Canright），是著名外科医生，毕业于美国密西根大学，获医学博士学位。1891 年，刚刚结婚的甘来德收到美国教会差会选派，历经漫长的海上及陆上旅程，来到成都，在陕西街的福音堂安顿下来并开始行医传教事业。甘来德学识渊博，技术精湛，不仅是一位有声望的外科医生，日后也成为华西协合大学医科的主要创办人之一。

来成都三年后，甘来德开办了继启尔德后的第二家西医药房和医院。最初起名为"陕西街美以美诊所"，后来命名为存仁医院，可惜刚建成一年左右的医院便毁于"成都教案"。甘来德医生 1913 年再次受卫理公会主教教堂派遣回到成都，利用清政府对美的赔款和差会的资助筹划存仁医院的重建。当时成都没有标准时间报时，甘来德在新建的医院设高约 6 米左右的时钟台，为成都第一座砖木结构西洋高层建筑（现在四川省教育厅办公楼位置，成都石室联中的对面）。20 世纪 30 年代，华西坝钟楼与陕西街存仁医院钟楼遥相呼应，成为当时成都的双子座钟楼。

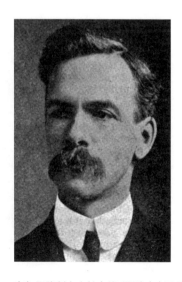

存仁医院创办人甘来德（图片来自网络）

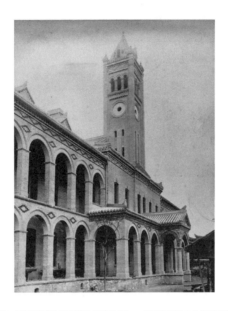

存仁医院（陶维新约拍摄于 1908 年，成都市第二人民医院提供）

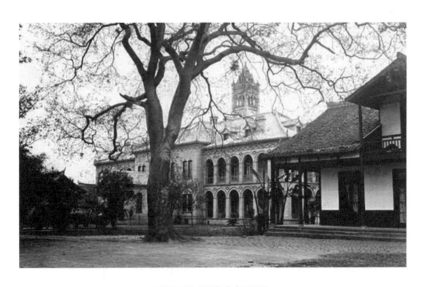

存仁医院（图片来自网络）

　　早期的存仁医院，不仅可以治疗简单的疾病，还可以施行多种外科手术。华西协合大学建立医科后，存仁医院被指定为它的教学医院，并成为华西协合大学第一个研究生培训点，以训练高质量的眼耳鼻喉专科医学人才。1929年，存仁医院由普通综合性医院改为眼耳鼻喉专科医院，这是我国最早的眼耳鼻喉专科医院。1931年7月起，存仁医院设置两年制的研究生培训课程，招收医科毕业生继续专攻眼耳鼻喉科。

　　存仁眼耳鼻喉专科医院在当时科室齐全，设备先进，在西南地区首屈一指。医院由门诊部、住院部、医学院学生及研究生培训部、进修部、实验室和研究室构成。医院的实验室，配有专业技师，可提供血常规、支气管、食管镜检标本检验服务。医院配备先进的仪器设备，如古尔斯特兰德检眼镜、眼裂隙灯显微镜设备、烧灼设备、紫外线治疗设备、电透热疗法装备，及一台检查头部的X线设备，使检验和治疗工作更为有效。

　　存仁医院药物齐备、器械完善、医学人才众多，很早就能开展当时较为复杂的外科手术，如1924年可行颚扁桃体切除术，1927年可行上颌窦病根治术，1930年可行全麻扁桃体及腺样体切除术、耳后切口乳突根治术，1932年可行食管镜检、气管镜检及异物取出术。

　　值得一提的是，医院的眼科从20世纪20年代开始就能诊治各种复杂眼疾，除普遍的外眼疾病如沙眼、眼睑病、结膜病、泪道病、角膜病外，已经开始施行包括白内障、青光眼、眼眶肿瘤，以及视网膜脱离电凝手术等较为复杂的内眼和眼眶疾病诊断治疗，开全国先河。因此求治病人逐年增多，医院发展迅速。

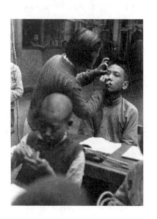

检查沙眼，摄于1942年
（图片来自网络）

　　因抗战内迁来到成都的国学大师陈寅恪当时在燕京大学任教，就住在华西坝的广益学舍。1944年，陈寅恪左眼突发眼疾，看不见周遭景物，住进存仁医院。存仁医院眼科的陈耀真教授，曾在世界顶尖的美国约翰·霍普金斯大学威尔默眼科研究所任研究员，有着丰富的临床经验和精湛的医术，其夫人毛文书，亦是同行。经他们诊断，陈寅恪的眼疾非常严重，12月18日做了视网膜剥离手术，未获成功。妻子唐篔日夜守护，劳体累心，引发心脏病。燕京大学师生甚为关切，学生轮流排班值守在陈先生床前，双目失明的陈寅恪，仿佛把人间事看得更清晰，对校长梅贻宝说："未料你们教会学校，倒师道犹存。"而梅校长也感慨道："能得陈公这样一语评鉴，更是我从事大学教育五十年的最高奖饰。"

　　存仁医院成为眼耳鼻喉科医院后，华西协合大学医学院的学生课堂讲授、临床示教，毕业生的临床实习均在存仁医院内进行。1929—1930年医院接受已经毕业的医生在医院进行为期一年以内的进修。采用美国波士顿医学院的专科训练方法，用尸体颅骨、石膏模型、教学电影及动物实验等教学，培养专科医生。

　　存仁医院是我国眼耳鼻喉学科的重要发源地之一，是当时中国乃至整个东南亚地区最大的一所五官专科医院，对世界眼耳鼻喉学科的医疗、教学、科研等起到积极的推动促进作用。这里汇集了众多名家学者，为培养医学人才贡献智慧和才能，也使这里成为我国眼耳鼻喉科的精英培育基地，培育出大量人才，如后来成为我国眼科学界、耳鼻喉科学界著名专家的毛文书、沈祖寯、彭吉人、陈耀真、吕钟灵、张羲易、孙揆书、李凤鸣、纪秀香、罗文彬、胡埒、张敬娥、汤佩青、缪天荣、蔡用舒、孙桂毓、刘英奇、梁树今、许尚贤、方谦逊、郑邦和等人。

● **林则与华西金牌口腔**

　　在现代中国医学和医学高等教育的版图上，华西口腔医学是响当当、亮闪闪的金字招牌。从"远东第一牙科"的赞誉到"中国口腔医学摇篮"的尊崇，从过往若干国家领导人和社会名流西行成都医牙的传奇到当下领跑中国口腔医学发展的态势，百年来，华西人在不断增添着这块金字招牌的成色和分量。而这一切，都源于100多年前的一个加拿大人——林则博士（Ashely Woodward Lindsay）。

◎ 初来乍到

20世纪初，还在加拿大多伦多大学牙医学院求学的林则，受到当时加拿大卫理公会和加拿大联合教会华西教区计划（West China Mission）的吸引，在1906年获得多伦多大学牙医学院牙医学博士学位后，决定利用这个机会到中国。与当时西方国家主流传教士所不同的是，林则此行的自我愿望并非传教，而是一心通过这条道路实现去中国做牙医的梦想。他曾说："我们的目的是要培养出牙医，他们能通过一些方法减轻同胞的疾痛。"

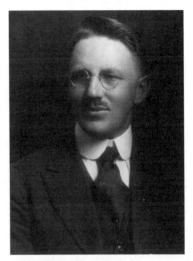

林则（图片来自网络）

1907年秋，林则与新婚妻子从加拿大出发来中国，11月17日到达上海。在上海短期停留，接受语言培训后，再换乘老旧木船，逆长江而上，经过一个月的木船水程和半个月的滑竿陆程，终于走完了难于上青天的蜀道，于1908年3月10日到达成都。

初到成都的林则加入了加拿大人启尔德医生创办的仁济医院，因空间有限，林则博士只获得一间小小的诊室，在这里开始了他在中国的牙医生涯，也标志着中国近代牙医学的开始。

万事开头难。那时，林则无论工作条件还是生活条件都非常艰苦。据林则博士回忆："手术室是在老医院的一间小房子里，候诊室就在一位传教士的家里，实验室就在中国式围地的一间小木棚里。地板就是泥地，雨天更是湿滑。房上的木椽被燃烧的明火熏得比煤还黑，没有屋顶，只架着些破碎不堪的瓦片。"

牙科初入中国，并不被国人了解，因此最初到林则诊所看病的患者多为住在成都的西方传教士。在抵达成都的第二天，他就接待了即将前往上海出席百年纪念大会的教会代表。这位代表的上颌义齿马上就要断成两半了，林则因地制宜，在一两天内把义齿修好，完整地交给了那位教友。当时还有很多欧洲来的志愿者，他们已经七八年没有接受过牙医治疗了，他们成为了林则牙医诊所最初的患者。

启尔德给林则博士带来了一位中国女患者，她是启尔德医生一位中国朋友的女儿。这位女士已经被牙痛折磨了十年，曾四处求医，并常年服用大量药物，都没有太大改善，抱着尝试的心态她找到林则博士。经过仔细的检查，林则博士发现她口腔内的牙槽脓肿，并伴有大量的骨缺失，经过拔出坏牙及其他相关治疗，效果明显。这位女士不久即恢复了健康，感受到牙医的神奇，她及其家人对林则博士满怀感激。

严谨的林则认为自己初到中国，首要任务是学习中文，他请求这位中国病患不要对外提及为她治疗的事。可是这件事情仍然不胫而走，陆续开始有中国病患找到林则博士求医。一时间，林则博士优雅的个性，手到病除的精湛技艺传遍成都，求医者日见增多。病人络绎不绝，咨询出诊的电话也越来越多，甚至严重影响到林则的工作，于是他定了一条规矩：谢绝一切出诊电话，即使位高权重者也一视同仁。

林则的这种态度在有钱或有权的妇女中引起了很大的不满，因为按当时的礼法，女眷不允许离开高墙宅院，独自外出，都是请医生上门就诊。但也由于林则博士坚持原则的个性，事情开始出现一些可喜的变化。率先打破僵局的不是别人，正是当时的总督先生，他鼓励患有下颚坏死的侄女到林则的口腔诊所就医。这位显赫的女士每次出行问诊，总会簇拥着众多护卫、随从，引来全城关注。既然有一个高层官员家的女子做了榜样，那么其他人也同样可以这样做，从此女病人上牙科诊所就医就不足为奇了。

◎ **积极开拓**

林则博士到四川短短几年时间，他的牙医工作就获得了普遍认可，小小的诊所已不能满足患者的需求。1911 年教会批准林则在四圣祠礼拜堂左侧建立独立的牙症医院。林则夫妇主持牙症医院的揭幕典礼，该院成为西南地区首家正式的牙症专门医院。次年，林则搬入了新的牙症医院，那里已有一间手术室和两间大的工作室，医疗条件大为改观。

林则博士在牙科诊疗的实际工作中发现有必要培养受过训练的助手和机械师，以利于牙医事业的未来发展。他找到一些愿意学习新专业的学生并开始训练他们，邓真明和刘仲儒是最早接受林则系统培训的学生。1913 年，林则又招收了 6 名学生。训练为期四年，学生晚上学习常规的协合教育学校课

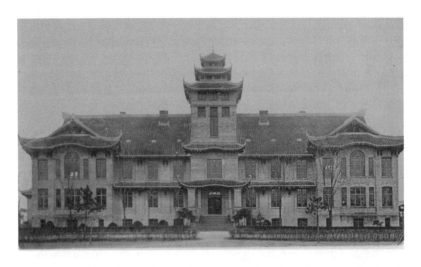

合德堂，也称赫斐楼或牙科楼，现为华西四教。1915年动工，1920年建成，由加拿大美道会为纪念最早到西南传教的赫斐氏所建（图片来自加拿大维多利亚大学图书馆维多利亚大学在中国（Vic in china）线上主题展览）

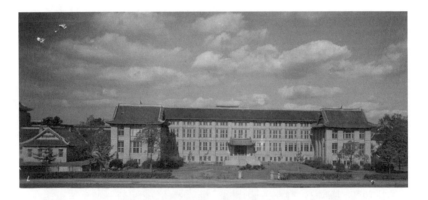

启德堂，原医牙科楼，摄于1939年。一期工程为两翼，由加拿大多伦多大学美道会捐建，东边为医科楼，西边为牙科楼，总称为医牙科楼。1938年受美国中华医学基金会资助，将两翼连接，成为现今所见的华西八教（图片来自网络）

程，白天则在实验室和牙椅旁工作。其中的一些学生在完成四年的课程后继续全日制学习，并成为合格的牙医，其他人则得到了诸如助手、牙科机械师和在修复课上示教的职位。

1917年，林则创办华西协合大学牙医学科。牙医学科以林则创办的牙症医院为基础，扩大了华大医学院的建制。至此，中国有了第一个培养现代口腔医学高等人才的教育基地。

牙医学科与医科总称华西协合大学医牙学院。1928年，由加拿大多伦多大学英美会捐资8万美元建设的医牙科楼（即现华西第八教学楼）东西两翼落成，东楼属医科，西楼属牙科，牙症医院第二牙科诊所全部和四圣祠北街院址内的部分人员迁至华西坝新址。林则博士将新医院取名为口腔病院（Stomatological Clinic），并担任院长。

为更好地开展科学研究，1936年，林则成立了华西协合大学牙医研究室。为真实记录临床上发现的多发病、罕见病，直观展示给学生，实现理论教学与临床实际紧密结合，林则请来成都市民间艺人制作泥塑教学标本。艺人们根据病人的年龄、面部和口腔的基本情况，突出呈现病人病灶部分特征，捏塑出与病人一模一样的病例泥塑标本。160余尊泥塑标本先由林则博士负责，后交由他的得意门生、中国预防口腔医学创始人、华西口腔1934年毕业生

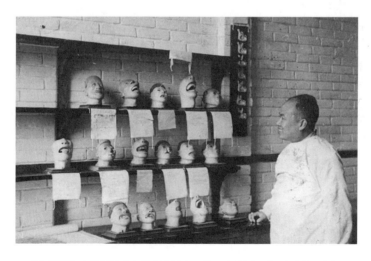

使用泥塑标本教学的青年教师戴述古，摄于1946年（图片来自网络）

40

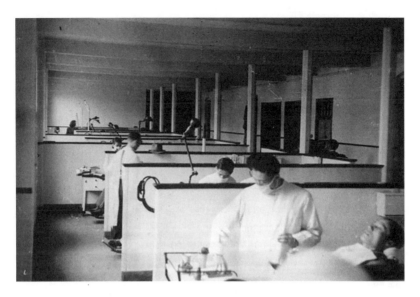

牙科诊所内，摄于 1946 年（图片来自网络）

戴述古博士。这些教学标本见证了华大牙医为中国培养的一大批口腔医学栋梁和精英，也成为世界口腔医学教育之奇葩，为观赏者所赞叹。这批泥塑教学标本珍藏于中国口腔医学博物馆，成为镇馆之宝。

1941 年，口腔病院搬进了新建的大学医院大楼，拥有了充足的设备、先进的仪器和优秀的中外职员，其中外籍医生 17 位。1949 年底，口腔病院共设有牙科诊断、口腔外科、牙周病、牙体修复、牙列修复、正牙等科和 X 线室，装备有 31 台现代化的牙科手术椅，成为当时国内规模最大、科室最齐的口腔医院，被誉为"远东第一"。

林则历任华西协合大学校务长、牙医学院院长、教授。他不仅创建了中国第一个口腔专科诊所、医院、学院，还首创了中国第一个口腔医学研究室、中国第一本口腔医学英文杂志，先后发表了 70 多篇口腔医学论文，还发明了下齿槽神经阻滞麻醉直接注射法这个至今仍在国际上普遍采用的"林则方法"。

直到 1950 年，年近古稀的林则博士才离开华西，退休回国。

◎ 桃李天下

在中国的医学教育史上，华西协合大学医科和牙科占有很重要的地位，医科为华西的现代医学事业奠基了基础，而牙科则是全国牙医的摇篮。

林则积极推动着当时成都的牙医诊疗和教育事业。他一方面担任口腔生理解剖学、口腔外科学、麻醉学、全口义齿等课程的教学，另一方面努力动员更多志愿者来到中国。1910 年，林则迎来了大学同学唐茂森（Dr. John Thompson），之后，吉尔道博士（Dr. Harrison Mullett）、安德生博士（Dr. Rog Anderson）、刘延龄博士（Dr. Gordon R. Agnew）、美国浸礼会的叶慈夫妇（Dr. and Mrs. Morton Yates）、甘如醴博士（Dr. W.G. Campbell）先后来到当时的华西协合大学牙学院。正是这些牙医博士们的加盟，使得华西的口腔医学从一开始就建立在国际水准上。

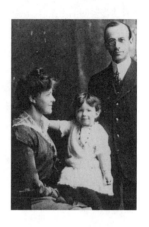

唐茂森一家（图片来自加拿大维多利亚大学图书馆维多利亚大学在中国（Vic in china）线上主题展览）

林则认为中国牙医学所制定的教育方针和设置的课程要站在西方牙医学校的前面，学生要学习与医科学生相同的基础生物学和医学课程。学生要认识口腔卫生的重要及与全身的关系，培养出的学生首先是医学家，然后才是牙科医生。在这样高起点、高规格下培养出的毕业生成为了各地牙医学的先驱和骨干。

在林则培养的众多学生中，黄天启是最为幸运的一位。十四岁那年，黄天启随母亲在乐山白塔街教堂帮工，干活时常常被教堂学校的读书声所吸引。在谢道坚（Dr. Charles Services）的帮助下，他进入嘉定（今乐山）最早的西式小学——进德小学。小学毕业后，他相继考入成都华西协合中学堂、华西协合大学。1919 年，还在医科读三年级的黄天启在谢道坚、唐茂森的共同推荐下，转入林则所在牙学院改读牙科专业，后成为华西协合大学牙学院第一届毕业生。

此后，黄天启用唐茂森募得的经费于 1926 年、1937 年两赴加拿大进修，获多伦多大学牙医学博士学位，成为我国第一位牙科博士。黄天启 1928 年任华西协合大学牙学院教授，1938 年任中央大学医学院牙科主任、教授，1941 年任华西、齐鲁联合大学牙症医院院长、教授。

张琼仙、黄端芳作为华西协合大学培养出的第一批牙医女博士于 1936 年毕业。

宋儒耀博士毕业后于 1939 年被送往美国宾西法尼亚大学进修学院学习，师从著名的整形外科泰斗艾伟博士（Robert Henry Ivy）。回国后他开创了中国口腔颌面外科和整形外科，成为中国整形外科的开拓者，国际上称他为"中国整形外科之父"。

1930 年的毕业生中，毛燮均博士后来成为北京大学口腔医学院的创建人；席应忠博士两次赴美进修，回国参与创建了上海第二医科大学口腔医学院；陈华教授从美国回国后创建了第四军医大学口腔医学院。1937 年毕业的夏良才教授，在赴美国进修归国后，领导创建了武汉大学口腔医学院。

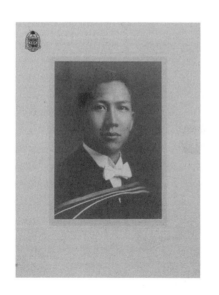

中国第一位牙科博士黄天启（图片来自加拿大维多利亚大学图书馆维多利亚大学在中国（Vic in china）线上主题展览）

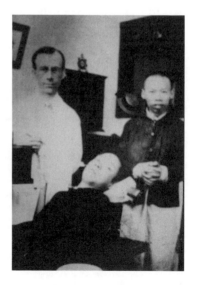

唐茂森在指导黄天启（图片来自加拿大维多利亚大学图书馆维多利亚大学在中国（Vic in china）线上主题展览）

如果搜索当今中国口腔医院排行榜，不难看出上榜医院与华西口腔的深厚渊源。林则在近一百年前种下的牙医教育的种子，早已桃李满天下，春风遍人间。

从 1907 年来华到 1950 年离开，林则博士在成都行医并从事医学教育 43 年，他在为口腔医学的发展及为中国民众服务方面都体现出杰出的、坚定的领导能力。今天，我们应当记住林则这个名字，是他将现代牙科学带入中国，扎根西部；是他创建的口腔医院解除了千千万万病人的痛苦；是他领导的医学院，培养众多人才，对整个中国的现代口腔医学事业产生深远的影响。西部偏僻落后，但成都却是中国现代口腔医学的发源地，华西坝的牙科技术也长时期翘首全国，这其中，林则功莫大焉。正如民国名流于右任先生曾评价的："林则博士推广牙医教育之宏绩，敝国人士每饭不忘。"现在，林则的塑像伫立在四川大学华西口腔医学院的科教楼内，这位异国先贤的目光仿佛在注视着他的黄皮肤弟子们，注视着他们在中国四面八方引领口腔医学及口腔医学教育。

1968 年，林则在加拿大去世，国际口腔医学界颇有名望的安大略牙医协会在年会上授予他终身会员资格。

● 陈志潜与中国公共卫生

身为四川成都人的陈志潜，是我国著名医学家、公共卫生学家、医学教育家。他一生投入中国卫生事业，为农村社区保健和公共卫生教育作出了卓越的贡献。

陈志潜早年就读于北京协和医学院，师从著名公共卫生学主任教授 J. B. 兰安生（J. B. Grant）。生于中国的美国人兰安生被誉为社区保健及社会医学的先驱和公共卫生学的思想家与实践家，他对中国劳动人民缺医少药的情况十分了解。正是兰安生在教学中对中国农村保健问题的分析以及对中国实行公医制度的设想，深深地吸引了陈志潜，让他立下投身我国农村保健事业的志愿。

1930—1932 年，陈志潜到美国进修，先后师从哈佛大学公共卫生学院著名的公共卫生学家 M. 罗森（M. Rosenau）教授及麻省理工学院 C. E. 特纳（C. E. Turner）教授，学习公共卫生学和健康教育学，并获得公共卫生学硕士学位。

归国后的陈志潜曾先后任教于北京协和医学院、华西医科大学（现四川大学华西医学中心）、中央大学、重庆大学医学院；历任北京协和医学院董事、中华医学会副会长、中华预防医学会名誉理事、中国农村卫生协会名誉理事等。

1939 年 5 月，陈志潜回到阔别 18 年的故乡——成都。当时日本侵华势力已经开进西南内陆，成渝两地的和平居民饱受空战轰炸袭击的痛苦，可是这里的医疗条件十分有限，仅有少数外国教会开办的医院、诊所，国民党政府几乎没有为当地人民做任何卫生医疗建设，城市里数以千百计的伤员需要救护安置。陈志潜立即投入到救死扶伤的工作之中，他带领教会医院、华西协合大学医学院和自沦陷区迁来的齐鲁大学医学院、中央大学医学院师生，挽救了不少伤员的生命。

陈志潜利用四川省卫生实验处处长、华西协合大学医学院公共卫生学教授和战时救济工作负责人的身份和机会，开始在四川省内创建综合医院、传染病院、妇婴保健机构，为护士、助产士和公共卫生人员建立培训中心，在临近市区的温江设立农村卫生实验区供医学生和护校学生实习。同时，陈志潜积极向当时的省政府领导寻求支持，协助四川省大部分市、县，建立市、县公立公共卫生机构 80 余处，为四川省的卫生建设作出了巨大贡献。

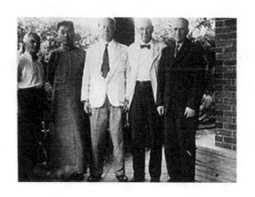

陈志潜（左二）与参会专家合影（图片来自网络）

新中国成立后，陈志潜接受邀请参加首届全国卫生会议，于会中参与制定我国卫生工作三大方针。此次会议还通过了在全国范围内普遍进行农村卫生建设的决议。当看到自己设想多年的农村保健事业将在全国铺开，逐步变为现实时，陈志潜感到无比兴奋又责无旁贷。他爬山涉水，深入基层做实地考察，在治病救人的同时宣讲防病治病知识，开办农村医务人员学习班；他亲率公共卫生专业的学生深入云南省西部芒市地区防治恶性疟疾和腺型鼠疫；到四川省广元地区防治麻风和梅毒病，并为当地中医举办学习班，用麻风病人的实例讲授，破除人们的迷信观念；到四川省安岳县调查棉农农药中毒的情况。

1952 年，陈志潜任四川医学院卫生学教授，后又被任命为四川医学院卫生系代理主任，牵头创办了如今的华西公共卫生学院。

陈志潜一生最具创造性的工作是在河北定县（今定州市）开展的具有国际影响的社会卫生实践活动，即"定县模式"。20 世纪 30 年代，陈志潜举家定居定县，在定县开展农村医疗保健网建设工作，提出村—区—县三级保健网，在基层培养保健员、区设保健所、县设保健院，由县保健院主持全县的预防工作，培训所需要的各种保健人员。

经过几年的努力，到 1935 年定县农村保健网已发展到 6 个区，220 名村保健员，约覆盖半数的村庄。这一年，县保健院收治住院病人 600 多人，共住院 1 万多天，做手术 260 例；6 个区的保健所共治疗患者 6.5 万人次；220 名村保健员做急救、治疗计 14 万人次，还给 14 万人接种了牛痘。短短

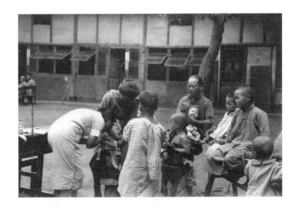

种牛痘，摄于 1942 年（图片来自网络）

几年时间，定县发生了天翻地覆的变化，全县病人无论轻重都得到了及时而科学的救治。农民们不再受新生儿破伤风、产褥热、天花、黑热病等疾病的威胁，各种传染病也得到了有效控制。1934 年华北霍乱特大流行，定县全县无一人死亡。最让人折服的是，整个医疗保健网的经费平均每人每年仅为 0.1元（约折合 0.05 美元）左右，即使极端贫困的山区也能承受得起。陈志潜"创造性地为极端贫困的华北农村社区探索出了一个享受现代医疗保健服务的可执行模式"。

定县农村保健网开始在国内全面推广，定县模式吸引了世界各国的关注。许多外国同行专家来到实地考察学习，如国际联盟卫生处处长、南斯拉夫卫生部长 A. 斯坦帕（A. Stampar），美国洛克菲勒基金会国际卫生部的 S. 冈恩（S. Guan）和该会驻远东代表 M. 鲍尔福（M. Bal-four），美国麻省理工学院的 C.E. 特纳（C.E. Turner）教授，维也纳大学的 J. 坦德勒（J. Tander）教授，以及著名的记者 E. 斯诺（E. Snow）夫妇等，他们对定县农村保健实验都有很高的评价。

陈志潜的成就受到国际卫生界的高度重视，他对基层卫生保健的认识比1977 年世界卫生组织提出的"2000 年人人享有卫生保健"的计划早 40 多年。他所创立的定县农村卫生保健网，现在已作为一种模式，在全世界特别是第三世界普遍推广。1985 年，美国加利福尼亚大学请他撰写了《中国农村的医学——我的回忆录》一书。该书已用英文出版，由中华医学会推荐给第三世界国家作参考。

联合国儿童基金会前主席格兰特博士这样评价陈志潜的工作："陈志潜教授致力于卫生工作 50 多年，对世界卫生工作做出了不可估量的贡献。这些贡献至今仍在促进着中国人民的健康和幸福，同样也在相当程度地改善着世界其他发展中国家人民的健康和幸福。"

● 杨振华与华西胸外科

杨振华，重庆市人，华西协合大学医院胸外科创始人，20 世纪 40 年代华西协合大学医院的院长。杨振华出生在一个富裕的基督教世家，父亲杨国屏在成都、重庆两地先后开办大中、汇康、平民等数家银行，是重庆广益中学、华西协合大学校董，重庆广益小学校长。杨振华 1920 年入华西坝的第维小学，此后十年，在华西坝读完了小学、初中、高中。1932 年师从莫尔思学习解剖学，1938 年获得医科博士学位。一心想做外科医生的杨振华，在做了一学期

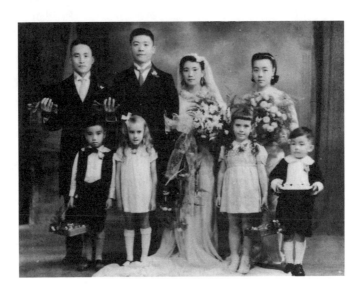

杨振华（后排左二）与张君儒（后排左三）的婚礼（图片来自网络）

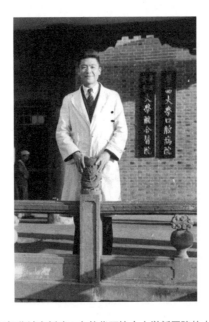

时任华西医院院长的杨振华站在新建不久的华西协合大学新医院的大门口（图片来自网络）

解剖系教师后，就申请去了外科，由主治医师、外科副教授，进而成为大学医院副院长，1946年任华西大学医院院长。

1942年，杨振华迎娶华西协合大学校长张凌高的长女张君儒小姐。这场西式婚礼，由华大校董杨少荃博士主持，出席婚礼的还有当时四川省主席张群。张君儒也是华西毕业的医学博士，是我国知名的儿科学家，早年在惜字宫仁济女医院工作，后来创办四川医学院儿科。

1942年，杨振华和著名专家杨嘉良教授在一次急性胆管梗阻的手术中，发现蛔虫会引起胆管梗塞。这是世界胆道外科史上首次经手术证实的、有着中国及亚洲特色的胆道蛔虫病。此后他和华西同事们的医疗团队又陆续诊治了多起胆道蛔虫病例。通过全面总结临床特征、实践手术治疗，杨振华团队规范了胆道蛔虫病的常规诊治方法，对我国蛔虫病和胆道疾病的研究起到引领和促进的作用。

1946年杨振华远赴美国密执安大学深造，师从著名胸外科专家、胸外科学奠基人之一约翰·亚力山大教授，获得外科硕士学位。1950年任加拿大多伦多大学总医院胸外科医师，担任临床教学和医疗工作。随后，杨振华及夫人张君儒突破层层阻扰，辞职归国，为新中国的医学事业服务，为人民卫生教育事业贡献力量。

杨振华回到成都华西大学医学院，再次承担外科教学和医疗任务。杨振华利用休息时间积极筹备医院胸外科建设，他亲自率领医疗团队配制手术和麻醉器械，没有对口的麻醉师，就自主培养外科医师实施气管内麻醉的技术；没有麻醉设备，就去旧货市场买美国空军部队医院遗留下来的旧零件，自己修理配制。在四五个月的时间里，外科约有半数医生掌握了制压麻醉技术，并安全实施了近一百多次麻醉。

在抗美援朝战争进入关键期的1953年，杨振华申请加入四川省志愿抗美援朝外科手术队，并担任副队长，率领医疗团队进驻朝鲜，在中国人民志愿军第十四前沿兵站医院开展工作。时值我军开展五月反击战，任务非常繁忙，敌机对手术队所在医院地区反复地进行狂轰滥炸。就在这样危险而艰苦的环境里，杨振华及其团队夜以继日地忙碌奋战，使得该战地医院的胸部战伤抢救成功率及伤员后送成功率在整个朝鲜战场上是最高的。他所在医疗队共收治伤员1.6万余人。因在朝期间工作成绩突出，整个团队受到上级的表彰，杨振华也荣立三等功。

由朝鲜返回四川医学院后，在院领导的支持下，医院成立了以杨振华为骨干力量的胸外科，开设了病室和门诊，并培养了不少专科医师和护士。在这里，杨振华带领团队完成了国内首例肺叶切除术。1959 年，胸外科迁入新外科楼时，病床增至 50 张，杨振华带领全科团队开始实施心脏直视手术。

人民卫生出版社 1960 年委托四川医学院编写《急诊手册》，由杨振华、张光儒、沈祖实任主编，临床各科同志协同，共同编写完成了这部颇有实用价值的工具书。1966 年，《急诊手册》再版时，杨振华又带领编委会作了重要的增删工作。两版共发行了 60 万册，被《健康报》评为"很适合基层医院需要的、最畅销的医学工具书"。

杨振华教授 1987 年退休后，仍以各种形式参与社会公益事业活动，在20 世纪 80 年代，先后以中国知名医学专家和世界和平爱好者的身份，连续出席五届国际医师防止核战争大会（IPPNW），脚步遍及匈牙利、英国、德国、澳大利亚、新西兰、加拿大、美国、日本等国，反对核战争介绍我国建设成就以及医疗、教育等情况，被国际友人称为"富有爱心的和平大使"。

2007 年 4 月，杨振华教授因病医治无效逝世，享年 96 岁。根据他多年的愿望，他的遗体捐赠给了四川大学华西解剖教研室，将自己永远地贡献给他所钟爱的医学教育事业。

● **新时期的华西人**

改革开放 40 多年来，在改革发展的大潮中，居于成都的华西医院逐渐从中国医疗机构中脱颖而出，成为国内医院阔步向前的典范。医院病床数量达到 4800 余张，一度占据全球医院单体规模榜首，医院综合排名上升至全国第二。如此成绩，源于一群肩负使命、怀揣梦想的华西人连续多年的拼命实干与开拓创新。尤其值得一提的是 1993—2013 年期间，华西医院在医院管理上的探索与创新，为百年华西医院注入了新的活力，成为新时期中国医院发展史上的排头兵。

从 1892 年加拿大医生启尔德在成都创建西医诊所，至 1993 年历经 101年，华西医院的指挥棒交接到新领导班子手中。如何推进医院的发展，适应新时期的需求，成为新任领导班子思考的主题。

1998 年，国务院发布《关于建立城镇职工基本医疗保险制度的决定》，城镇职工从此享受基本医疗保险，医疗需求迅速释放，华西医院的接诊量陡然增加。与此同时，四川省扩大医保定点范围，促使省内的大批公费医疗对象涌入三甲医院，慕名至华西就医的患者更是与日俱增。

华西医院各大科室均出现医务人员紧缺的问题。人力资源部立即着手对院内的人才结构进行了分析，结果显示，当时华西医院的人才结构呈"菱形"——两头弱，中间强。顶端缺少资深的医疗和科研专家，中间的博士群体尚算充裕，底端的住院医师严重匮乏。而且，博士群体的医疗实践能力也还薄弱。

2000年6月，华西医院组建"人事改革领导小组"，开始在华西医院内部进行一场轰轰烈烈的人事制度改革。

引进什么样的人才，华西医院制定出毫不妥协的4条刚性标准：第一，具备创新和服务意识。心怀协作意识，不计较私利；同时有能力凝聚团队，一起改革创新。第二，认同华西医院的创新变革思路，能够接受可能面临的风险。第三，认可"以结果为导向"的判断标准。第四，不仅学术水平够高，还得对学科的未来发展有独到的见解，具备开拓未来的视野。

凭借着华西医院内可感可见的拼搏氛围，华西医院吸引到一大批志同道合的医疗精英共筑梦想。一心择良木而居的精英们，也欣慰来到了可以施展才华的事业平台。

在此期间加入华西的人物，个个赫赫有名——

在匹兹堡大学著名的Starzle器官移植中心从事器官移植排斥与耐受研究，1996年回国创办国内第一个循证医学新兴交叉学科的李幼平教授。

中国科学院院士，人类疾病生物治疗教育部重点实验室主任，教育部"长江学者奖励计划"特聘教授，肿瘤治疗及肿瘤免疫学家魏于全教授。

教育部"长江学者奖励计划"特聘教授，国家"百千万人才工程"第一、二层次入选者，胃肠、器官微循环与消化外科专家周总光教授。

中国首位临床型麻醉学博士，教育部"长江学者奖励计划"特聘教授，国家"百千万人才工程"第一、二层次入选者，麻醉专家刘进教授。

牵头组建全新的、国内一流的国家中药安全性评价中心的王莉教授。

国家杰出青年科学基金获得者，国家有突出贡献中青年专家，国家"百千万人才工程"第一、二层次入选者，消化内科、消化内镜专家唐承薇教授。

就在华西医院广开大门，对外招揽贤才的同时，依托于华西医学院的内部人才培养也在如火如荼地进行。彼时，国内的医疗需求爆发，住院医师的稀缺已成为国内各大医院的难题，敢闯敢干的华西医院硬是走出了一条超越国内同行的全新道路。

言及于此，有必要先回顾下当时中国的医师培训概况。新中国成立后的一段时间，我国的医学教育和医院人事管理主要效仿苏联模式。医学院校毕业生只要取得毕业证即可到医疗机构就业，日后边实践边学习。临床专业毕业生只要供职某家医院，立即成为编制内的"单位人"，将来的业务能力高低，很大程度上取决于所在医院和带教医生的水平优劣。因此，往往同一所医学院校的毕业生，因供职不同的医疗机构，几年之后的医疗水平也相差甚远。然而在医学发达的欧美国家，医学教育已经发展成三步走的规范化模式，即：医学院校教育、毕业后医学教育、继续医学教育。有学者曾研究过中美两国临床医生的成长差异：在美国，一个医学生毕业后 8—10 年，临床水平即达到相当高的程度；而在我国，医学生大概需要 20 年以上的时间，才能达到相当水平。

由此可见，住院医师规范化培训是医学生走出院校的第一站，是通往合格临床医师的必经之路，是保证医疗质量的关键，对于医学人才的成长至关重要。

因此，正在探索人事改革的华西医院决定，在院内试点推行国际标准的住院医师规范化培训制度，并以此作为新进医生的标准。这场改革是在国内毫无案例参照的情况下，白纸起步，涉及面广、困难多、阻力大。但考虑到住院医师规范化培训的结果同时有益于个人、科室、医院和国家，医院对此义无反顾。

当改革措施对应届毕业生宣布时，也引发了不小的震动，甚至有学生指责院方别出心裁，剥夺他们进入华西医院工作的权利。医院给他们讲解美国的住院医师培训机制，以及华西医院对他们的待遇安排和录用计划，才使学生的情绪得以平复。

华西医院的住院医师规范化培训制度就在这样的背景下，摸着石头逐步推行。2000 年，住院医师培训制度在华西医院麻醉科率先启动，而后在华西院内更多的科室领域推行。华西的住院医师规范化培训，不仅招收本学院的应届毕业生，也吸引了国内其他重点医学院毕业生的加入。为期 5 年的住院培训，对学员的要求是严格而细致的，不仅培训内容全面，还辅以客观的量化考核指标。据参加学员回忆：华西的住院医师培训，工作上是高强度的，所有操作都要求规范化、制度化，学员们接受的是全方位、系统化的素质训练。最令华西医院感到欣慰和鼓舞的，莫过于该院的培训基地通过了卫生部2006年的实地评审和2007年的实地复审。2008年，首批学员5年培训期结束，全部分布到国内三甲医院的一线岗位工作。尝到甜头的华西医院将规范化培训陆续向技师、药师、护士等职种拓展。此后，在国内开了先例、明显带着华西医院标签的住院医师规范化培训模式兴盛于多地，被愈来愈多的医院效仿，且成为政府官员、专家学者、医院管理者、临床医生乃至医学毕业生的谈资。

人事改革的成功，成为华西医院最为重要的管理成果之一，为医院的快速发展提供了稳定的人才构架。此后，华西医院的改革创新又深入到教学、科研、后勤等领域。华西人本着服务型管理的核心理念，通过一系列的改革创新，不断提升华西医院的医疗水平和综合实力，服务于一方百姓。

回眸间，华西医院已走过百载春秋。如今的四川大学华西医院承载着历代华西人的辛勤汗水和智慧结晶，镌刻了华西悠久厚重的文化积淀和精神风骨。历经百年峥嵘岁月，华西人坚守"关怀、服务"之理念，遵循"厚德精业、求实创新"之院训，传承并弘扬着"家国情怀、平民情感、休休有容、革故鼎新"的文化，深刻思考、凝心聚智、精心谋划、科学考量，努力向中国一流、世界知名医院的目标不懈奋斗着。

Chengdu 100 Year Hospital

参考文献

[1] 华西医院宣传统战部.我院知名胸外科专家杨振华教授病逝 [EB/OL].[2018-11-08].
http://www.cd120.com/htmlnewszhongyaoxinwen/2211.jhtml.

[2] 杨光曦.献身医学教育事业 [EB/OL].[2018-11-08].http://myhxf.org/documents/
xianshen.htm.

[3] 华西坝朋友的天空 [EB/OL].[2018-11-08].http://myhxf.org/index.htm.

[4] 江莉.从《华西教会新闻》看近代四川基督教医疗事业 [D].四川大学,2005.

[5] 廖志林.华西"金牌口腔"之源——忆中国现代口腔医学之父林则博士
 [EB/OL].[2018-11-08].http://blog.sina.com.cn/s/blog_44923b9c0102wsk6.
html.

[6] 周清华.纪念杨振华教授从医执教五十周年 [J].华西医讯,1988(03):311.

[7] 桂克全.解密华西 [M].北京：光明日报出版社,2014.

天府文化　百年成都

Tianfu Culture, A Century-old Chengdu

西学传新 仁济为先
——成都市第二人民医院

今天走进位于成都市区东部锦江区四圣祠北街15号的成都市第二人民医院，现代化的门诊大厅前门之外、庆云南街宽敞的街沿上，一座大型主题雕塑《百年大爱》映入眼帘。这座堪称目前国内最宏大的医学主题雕塑和成都市内最大型的城市公共群体圆雕作品，塑造的19个人物、展现的百年时空、表达的医学精神，冲击着过往人们的视觉，深深地震撼着每一个观赏者的心灵！

雕塑的题记上，写着："清末，西学东渐，川西首家西医院诞生成都。一百二十年来，这里施医不分贫富、族群，服务厚载仁爱、勤慎。悠远绵长的历史，积淀下启尔德拓荒传医、福泽一方的大医之魂，积淀下启希贤关爱生命、呵护妇孺的大医之德，积淀下林则力兴牙科、执着钻研的大医之精，积淀下翁之龙闻鼻治病、淡泊名利的大医之诚，也积淀着一代又一代后来者们无私奉献的大医之爱。"

一座《百年大爱》的雕塑，向世人昭示着：这里，是西医入川的原点。这里，是成都历史文化的又一个地标。

【仁济脉动】

　　1891 年，加拿大基督教循道宗传教士赫斐秋率加拿大教士何忠义夫妇、启尔德夫妇等多人来华传教。他们先于玉沙街赁屋暂住，后通过华阳县一范姓人员介绍，购得四圣祠北街、南街和天涯石北街一带菜园地，建成一简易礼拜堂，可容百人，成为成都基督教会之始。

　　1892 年 11 月 3 日，两位医学博士启尔德（Omar Leslie Kilborn）和斯蒂文森（David W. Stevenson）创办的第一家西医医院在成都四圣祠北街开诊。医院开办在租用的民房，取名"福音堂平民诊所"，当天接待了 18 位患者。正是这一天，这个后来定名为"仁济"的医院，点亮了成都乃至四川的现代医学星火。一张此后在成都拍摄的照片，记录下了这家医院初创时的情景。有诗一首为此赞叹：

你是如此渺小，
　却能让石破天惊。
你只有不起眼的门面，
　却已将历史大幕开启。

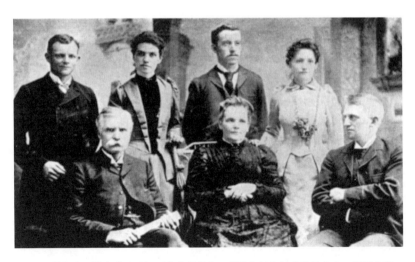

1891 年首批志愿者先遣队从温哥华启程前夕，前排左起为赫斐秋及夫人，斯蒂文森；后排左起为何忠义及夫人，启尔德及第一位夫人詹妮·福勒

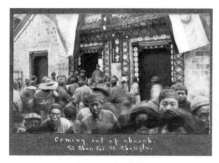

四圣祠福音堂外（图片来自加拿大维多利亚大学图书馆维多利亚大学在中国（Vic in china）线上主题展览）

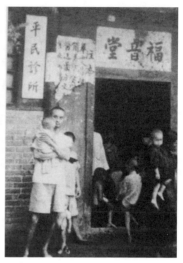

医院初创时情景

● 医院的艰难起步

　　百年前的四川，环境恶劣、卫生落后、缺医少药。霍乱、狂犬病、伤寒、性病、黑死病、肺病、鼠疫、麻风等等时常流行，"城镇的街道上，需要手术治疗的肿瘤病人、畸形和可治愈的眼病随处可见"，威胁着成千上万川人的生命健康。当时的婴儿死亡率高达 20% 以上，产妇死亡率在农村甚至高达25%，平均寿命大约 35 岁。而中国传统的中医诊疗方式和药物对疾病的疗效还很有限，很多民众甚至还用巫术、迷信等手段驱病。启尔德和斯蒂文森深感中国民众遭受疾病折磨痛苦之重和对现代医学之急需。在他们的心中，对来到中国的初衷有了更加清晰的认识——用现代医学为广大的中国人解除病痛，并建立可持续的医疗体系。

　　仁济医院早期的生存和发展困难重重，十分不易。当时西医的任何药品、器材、物件甚至很多建筑材料，都得从西方运来，专业人员就更是靠西方派遣。医疗服务的对象得顺从当时的中国国情，只能为男人服务，所以又叫男医院。而在规模上，其实也就在几间租用的民房里，设不了病房，只相当于诊所，所以创办人启尔德和斯蒂文森给它的称呼也就是"Dispensary"。

　　祖祖辈辈都没见识过西医的成都人根本无法理解西医这种诊疗，加之对西方列强入侵的憎恨，传言洋医生是用人的内脏来提炼西药，因此，对西医的恐惧成为当时社会普遍的心理。人们从医院门前经过的时候，总带着怀疑和害怕。小孩子走近些，马上就会被大人呵斥并立即拽回家。

由于启尔德和斯蒂文森两位医生在医院开业之前就已经配合先遣队的工作对一些生病的中国人施药、施医，获得了他们的好感，加之当时在成都已有美、英、法、加等国的不少人士需要医疗，所以开业当日有18个病人就诊。但实际上，医院的开办一开始就遇到了民众根本不来问津的困难。为了打开局面，医院也是煞费苦心，甚至雇佣了一群人穿着白衣，敲着小锣、脸盆，沿街叫喊来看病哦，可仍不见起色。

一天，启尔德听到看病的人说起就在诊所这条街上，有一个邻居患了比较严重的耳病，多方求助中医都没能治好，便立刻感到这是一个不可失去的好机会，于是决定亲自上门去为他医治。经过悉心的准备，启尔德在一个中国教友的陪同下，敲开了那位邻居的家门。患者是一位40多岁的汉子，看到面前站着西医诊所里的高鼻子戴眼镜洋人，非常诧异，以为是跑上门来劝自己入教了，就嘟噜着自言自语地说，随便你们怎么劝，我是打死也不得入教。可没想到，启尔德这个洋人竟先按中国人的礼节向他拱手请安，然后又说是专门来给他治疗耳病的，因为听说他的耳病已很严重了，启尔德一点儿没提入教的事，这让这位邻居的戒心先放下了一半。不过一想到要用西医给自己治疗，这位邻居的脑袋又摇得像摇拨浪鼓。耳病是从小就患下的，每年春夏季节之交，最容易因为一点风寒感冒就复发，而且一次比一次厉害，现在耳朵的听力大幅下降。找中医，不知吃了多少药，试了多少单方，都没能医好。每次耳病一痛起来整个头就像要炸开，过几天就不断地流脓。成都很出名的老中医都没办法，这眼前的外国人能有良方？启尔德从邻居的脸上看到了他心里的疑虑，便并不急于医治，而是耐心地比画着给他解释了西医的好处。加上陪同上门的中国人以自己接受西医治病效果神奇作劝说，那个邻居想到反正自己的耳病也治不好，眼前这个洋人态度还很不错，于是就勉强答应让启尔德试试。启尔德经过细致的检查，诊断是中耳炎。这个病对于西医来说并不是很难医治，启尔德给他的患耳滴了药，又开了一些吃的洋药丸交给他并嘱咐服用方法。那个邻居将信将疑的，启尔德他们就离开了。过了几天，一个阳光灿烂的清晨，启尔德刚打开医院的木门，就看见邻居一家手里提着一篮水果，向他走来。邻居告诉启尔德，自己的耳朵不再痛，也不流脓，基本上都好了，因为医院不收费，只好带一些水果向医生表示感谢。经过这家人到处讲述，一传十，十传百，福音堂平民诊所开始有了名气和口碑。渐渐地，人们了解了西医药的快速神奇疗效和洋医者的乐善好施，好奇而又爱凑新鲜的成都人来看西医的这才一下子多了起来。

● 英语与四川话

随着中国病人的大量增加，启尔德和斯蒂文森两个习惯了西医详细问诊和查体诊病的洋医生感到因语言不通导致的巨大沟通障碍。虽然在上海他们已经过了一定的中文培训，但那是学的中国官话，而现在是跟一个个操着四川方言的病人接触，尽管费了很多的口舌和时间，仍然难以真正了解病史和体征。每天都有不少因语言交流艰难而诊治不了甚至走掉的患者。比如，一个下肢骨折的病人需要固定患肢，可就在医生准备固定的布带子和木夹板的时候，不明就里的病人以为要遭到捆绑，就不顾一切地跑了，这让启尔德和斯蒂文森十分懊恼。

为了确保医疗的效果和效率，诊所不得不在开业三个月左右被迫关闭。诊所暂停期间，启尔德和斯蒂文森拼命学习四川话。这一段经历，成为了后来启尔德和他领导下的教会在拓荒传医事业中一个极为重要的经验和观念。这就是：为了更好地和中国人打交道，他们坚持对新派来的人员进行语言培训，为此专门设立了语言学校。从加拿大新来的志愿者们都要在校内全日制学习两年，且禁用英语。学校专门聘请中国人担任教师，还把学得好的学员留下来做专职考官，监督和考核每个学员的学习效果。1917 年，启尔德为这所语言学校编写了一本《华西初级学生用中文教材》（《CHINESE LESSONS for First Year Students in West China》），专供新来的志愿者学习四川方言，还亲自教授医用汉语。最近，这本中英文对照教材再次在成都出版发行，除了因为它是这段历史的文物资料，还因为它具有让今天的人们重温百年前地道四川方言的独特价值。

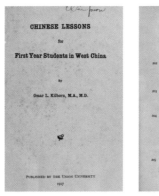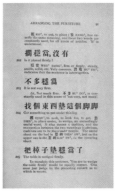

启尔德编写的《华西初级学生用中文教材》封面及内页

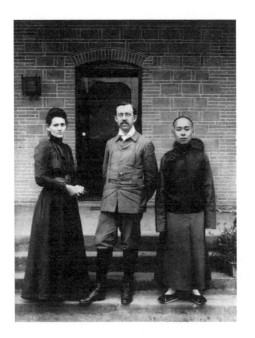

启尔德、启希贤夫妇与他们的中文老师

　　在启尔德思想里，语言的熟练是为了更好的医患沟通交流。他认为，外国的医生一定要能用中文说和写，才便于跟中国人交流，了解病症，及时准确诊治，从而增强病人对医疗的理解，让病人获得一些医疗的知识。在1907年4月25日至5月5日于上海举行的第三次在华新教志愿者大会（The General Conference of the Protestant Missionariesthe）上，启尔德所作的对新来华医学志愿者进行两年脱产中文培训的经验介绍，被一致认为非常值得重视和推广。华西协合大学成立后，《华西初级学生用中文教材》又被用作中国学生学习英文的教材。全书有32个专题，由1002句日常四川话与英文的对照，涵盖生活的方方面面。

　　有一张发黄的照片，是启尔德夫妇和他们的中文老师留下的合影——大约是站在医院的门口，启尔德戴金丝眼镜，上唇留着招牌式的小胡子，穿一身猎装，脚蹬一双长靴，显得十分干练；启希贤则穿着深色长裙，优雅地站在一旁；他们的中文老师身着长袍马褂，稍显拘谨地站在画面的右边。

● **扩大规模**

1894 年 3 月，在四圣祠北街购地修建一所更大规模医院的设想开始付诸实际。所购买的大片地块在四圣祠北街南端，接四圣祠南街、斜对四圣祠西街处的四圣祠菜园地，这既为病人留下了住院活动的场地，更为医院未来扩展留下了空间。第二年初（1895 年初），医院建成，门牌号定为四圣祠北街 12 号，该门牌号一直沿用至今未变。建成的医院有两座西式砖瓦房和很大的庭院，一建成就开始医疗，开展了门诊、住院、检验、手术等业务。这时候的这所医院，与初创时的诊所相比已经有很大发展。因启尔德带着妻子去嘉定（乐山）创办医院，成都这所医院的修建和医疗都是由斯蒂文森医生主持，由与启希贤同时到达成都的加拿大医学博士赫尔（H. M. Hare）医生协助。据斯蒂文森 1893—1894 年度报告：医院诊疗病种大约有皮肤病 70 例、眼疾 148 例、耳疾 51 例、消化疾病 50 例、呼吸疾病 68 例、溃疡 47 例，以及其他未分类疾病 255 例。从中，可以大致了解当时的发病情况。他还在报告中说，我们就是想建成真正的医院，也希望人们会称赞我们。启尔德和斯蒂文森非常强调医院应当达到高的水准，招募医学志愿者必须具备优秀的专业素质。

1896 年 4 月，因躲避成都教案逃往上海的启尔德，结束在上海的避乱，带领全家回到成都，在遭成都教案捣毁的废墟上着手重建男医院，并支持妻子启希贤新开妇孺诊室和女病房，共同恢复并扩大医疗。起初，因为赫尔医生去嘉定的医院工作，而加拿大派出的医生还没有到达成都，男医院的重建和诊疗就是靠启尔德一个人。他在 1898 年 6 月报告差会和加拿大：重新开业 14 个月，共诊治 10686 例患者，其中有麻醉的手术 125 例，小手术 25 例。在 2848 个首诊新患者中，26% 来自四川省 112 个县当中的 47 个县，其余自来成都，这表明有越来越多的人认识和接受西医了。

启尔德并不满足于此。为了更好满足妇女和儿童的就医需求，他支持原本就是医学博士的妻子启希贤，在临近的新巷子里兴办一所妇孺医院，开设妇科、产科、小儿科。虽然这家女医院初期也只是在成都一条不起眼小街上的一个诊所，但在相邻一条街、并立而起的一所男医院和一所女医院，标志着四川、成都的第一所西医医院在经过成都教案风波后焕发出新的生机。

自 1898 年到 1902 年，医院又反复经历打洋灭教影响。先是 1898 年秋天四川再次发生反洋教事件，医生们几个月都处于惊恐之中，医疗工作受阻。尔后，正当工作形势向预期发展之时，1900 年又逢反洋教运动，四圣祠北街医院对面的教堂又被毁，医院只好关闭，医生们再度撤离，直到九、十月份

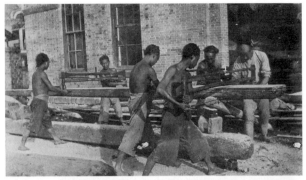

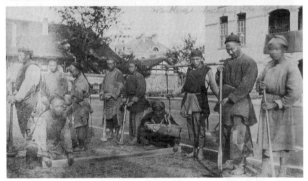

工人们在修建医院（图片来自网络）

情况稳定才返回恢复医疗。1902年，四川再起打洋灭教风潮，紧张的气氛下，医院医疗工作很不稳定。这年10月从加拿大来到成都的医学博士威廉·亚当斯（W. F. Adams）医生，就被迫停止行医而去监督房屋维修和维持安全。他很不适应，加之精神紧张，不久就病倒被送回加拿大。这从另一个侧面反映了当时医学志愿者的不易。

尽管如此艰难，男、女医院却在执着地坚守并努力地发展。社会形势逐渐稳定之后，启尔德就开始实施心中谋划已久的心愿——修建规模更大、建筑更好、配备有先进设备的大型医院。自1907年开始，花费巨资修筑一幢四层高、带多个阁楼、可容纳130个住院病人的大楼，作为新的男医院。随后，又修筑规模稍小带多个阁楼的三层楼房作为新的女医院。

实际上，医院的建设从计划到实现，经过了一个比较曲折的过程。加拿大卫斯理会在1896年、1898年先后向成都第四次、第五次派遣了医学博士王雨春（William Edward Smith）医生、医学博士余安（R. B. Ewan）医生，增援成都的医疗工作。启尔德 1905 年得到地方政府补助的 1500 多两黄金，但直到 1907 年才筹集到足够的资金启动新医院的建设。负责整个建筑事宜的余安医生并不是专业的建筑师，他为此付出极大的耐心和精力。接替他的建筑师沃尔特·斯莫尔（Walter Small）因感染伤寒，工程又停滞下来。让人欣慰的是，经过多次反洋教运动，中国社会对洋教和西医的认识有了较大的转变，民众及社会对西医的接受也在与日俱增，所以进展比以前顺利很多。尽管修筑期间每天只能间歇开诊，但据记载，1910 年男、女医院一年的门诊量合计达到 6357 人次，接近往年全天接诊人次。

　　1912 年，在惜字宫南街购地新修的女医院大楼建成。启希贤主持的妇孺医院即成为在当时名冠全川的现代妇女儿童专科医院，定名为仁济女医院。

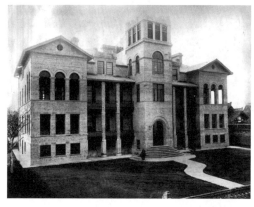

仁济女医院大楼

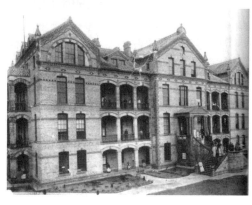

仁济男医院大楼

男医院大楼也终于在动工 6 年之后的 1913 年 1 月 30 日正式开业，大楼气势恢宏、建筑精致，与早一年建成开业的女医院大楼交相辉映，成为当时成都西医医院的标志，也成为成都近代最早的西式建筑典范。医院正面向西，以山墙作为主立面的对称构图带有英国古典主义的遗风，门廊为柱式支承的山花，入口设于二层，由石质八字梯从地面而上，显得很有气派。遵循"因地制宜"的原则，男医院大楼采用了成都近郊产的红砂石做成室外梯阶、廊柱、窗台以及墙角隅石，丰富了砖木为主的建筑材料的质感、色彩和造型。男医院汇聚了全川最强的医技力量和最先进的设施设备，已然成为基督教英美会四川各教区医疗与学术中心。除了成都本地人，在当年交通极其不便的情况下，郫县、大邑及资中一带的病人也慕名而来。

男医院新大楼开业时，开设内科、外科、花柳科，有医师 11 人，病床 120 张，可容纳 130 个住院病人，是当时医技力量、医疗设备和楼房建筑全国一流、西南领先的医院，完全实现了启尔德和斯蒂文森当初的心愿。1914 年，男医院定名为仁济男医院。1940 年，女医院因失火并入男医院后，男医院改为男女病人合治的"仁济医院"。

从 1892 年租房办院，1894 年扩建，1895 年被毁，1896 年重建和其间三度中断，医院终于在 1913 年历时 6 年落成新的仁济男医院大楼，仁济作为成都和四川历史上第一所西医医院，20 多年间一路坎坷，医脉不断。

Chengdu 100 Year Hospital

● **"仁济"的来源**

仁济医院的"仁济"二字，来得并不简单。从内涵上看，仁济，取仁爱济民之意，是加拿大基督教英美会对教义"LOVE（爱）"和"MERCY（同情怜悯）"的中文表达。"仁爱"出自《庄子外篇·天地》："爱人利物之谓仁"，为儒家的一种道德规范。"济民"用《晋书·何攀传》"惟以周穷济乏为事"句中的"济"字谓救助、解困、扶危之意。"仁济"，表示以仁慈大爱之心，救助百姓生命危急和病痛。可以说，"仁济"这一院名，兼具深厚的中西文化内涵，是中西文明交会的结晶。用这样一个完全中国化的名字来为医院更名，表明创办医院的英美会和启尔德院长，在经历了反复多次的中国民众反洋教冲击之后，依然坚定要将西医根植在中国人心里、永远扎根四川的那份远见卓识和良苦用心。

当然，给医院更名"仁济"，也还有更多的背景。一是启尔德他们知道，从一开始，中国人就很不接受福音堂这样的洋名字，而是自发地在民间用四圣祠医院这个具有本土文化特征的名称来称呼医院，这表明中国人对洋医院有一种文化交融的心愿。二是那时在中国的洋人们，已经十分流行学习中国文化和融入中国文化，不管男男女女，大人小孩，很多都有一个中国化的名字，经常穿着中国服装，学说一口地道的中国方言，甚至会唱地方的民谣，有的还十分热爱中国文化，成了中国文化通。三是从19世纪到20世纪初，相当多的来华西方人对中国文化及思想发生积极的改变，从一开始毫不妥协、意欲征服取代，到后来尊重欣赏、借鉴互补。所以，仁济这个名字的出现，也是历史发展、东西方文化在中国从碰撞到包容的结果。

在医院具体工作中，启尔德等先辈也为仁济奠定了优秀的文化内涵。在1910年加拿大出版的《治病救人：呼吁在中国建立医学差会》（《Heal The Sick: An Appeal For Medical Missions In China》）一书中，启尔德就提出："医学是直接将爱体现在病人的身上。"这句话成为了经典，在今天的成都市第二人民医院仍然是每一个医护人员的座右铭。

医院用仁爱对待患者。医院自开办起就定下了"治疾不收半文，且资助钱粮"的规矩，除了对困难病人实行优惠，对贫苦病人免费，还在男、女两家医院都设有粥棚供病人免费食用，对那些远道而来没钱回家的人，还提供资助或干粮。对实在是没有钱结账出院的病人，医院会提前一晚让他住进阁楼上的单人间，意在让他可以体面方便地不用结账离开医院。有曾经在这里住院手术的患者回忆，冬天在从病房转送他去手术室的推车上，护士提前在被子下放进了热水袋，让他躺上去就是暖的。护士们平时总是面带着微笑服务，外国医生查房也会用中国话和病人拉家常。

● **烽火中的仁济**

抗日战争爆发后，齐鲁大学医学院、中央大学医学院内迁成都。中央大学医学院、齐鲁大学医学院与华西协合大学协商，将华西协合大学的教学医院组建为三大学联合医院。仁济男医院和女医院成为联合医院的主体，作为三大学医学院临床教学实习的主要基地。

1938年至1946年间，仁济医院先后汇集了三所大学的著名专家学者，其中不乏泰斗级的人物。这批著名专家在仁济医院开展了一系列技术创新，创造了多项当时中外医学史上的第一，同时也促进了仁济自身医疗、教学水平的提升，树立了优良的医疗业务作风和工作精神。抗战时期外科开展的手术已经涉及普外、骨科、胸外、泌尿外科、神经外科、整形外科等，外科业务已逐渐走向专业化，仅 1938 年一年，仁济男医院手术室手术登记册上的手术就有 50 种（类）。仁济医院成为抗战期间中国现代医学的中心之一，是联合医院中实力最强的综合医院。

● **成都解放后的仁济医院**

抗日战争胜利后，内迁的齐鲁大学部分师生及北京协和医院的教师、护校师生在 1946 年先后迁回原地，人员的骤减给当时仁济医院和华西协合大学医院造成极大困难。在征得英美会同意后，仁济医院改为收治慢性病人的医院，仅保留病床 50 张和一个外科门诊，其余病人及医疗设备和原有病案资料全部归入华西协合大学医院。

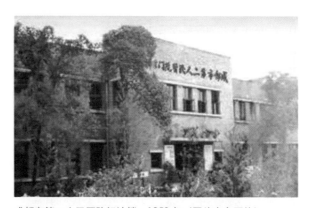

成都市第二人民医院门诊楼，1953 年（图片来自网络）

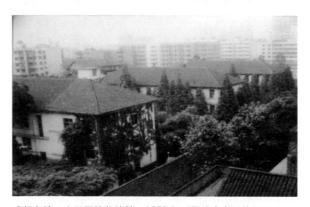

成都市第二人民医院住院楼，1958 年（图片来自网络）

成都解放后，仁济医院由成都市军管会接管，并由中国人民解放军晋、绥军区野战医院部分骨干受命筹建川西第二医院。川西第二医院成立后，主要任务是收治川西行署直属系统职工，职工和病员的一切费用由国家财政开支和供给。当时医院条件十分简陋，除教会时期留下的房屋和极少数的病床外，仅有两匹骡马即可驮走的设备，新添设备大都是由社会上招聘来院工作的开业医生捐献的。

曾任成都市卫生局副局长、新中国成立之初接管成都市医院的张舫舟留下这样的记忆文字："这所医院在解放前的成都，很有点名望，设备、医术，有可及华西医院之誉。但解放后已由川西行署卫生厅接管。省上有了华西和青龙街的川西人民医院，我作为市卫生局负责建组市属医院的医药科长，把眼光盯上了四圣祠医院，想把这所医院要到市里去。"张舫舟与四圣祠医院的军代表公毅找到市委书记郝德青，郝德青向西南军政委员会卫生部提出申请，1952年医院正式改名为成都市第二人民医院，并先后在庆云南街10号建成新的门诊部和住院部。

● 一门加拿大人与成都的百年情谊

1963年，香港中文大学求精学院英国语言及文学教授伯莎·汉斯曼（Bertha Hensman）在香港求精学院学报上发表了《启尔德一家》专稿，介绍这个加拿大家族在中国内地和香港为医疗工作和医学教育所作的贡献，并倡导：加拿大应该以启尔德一家为荣，应熟知这一家人及其工作。启尔德、启希贤和4个子女、6个孙子，一门三代十多口人从1891年至1963年的72年间，为中国的现代医疗事业作出的贡献是让人难忘的。1967年8月26日，该专稿经允许、修改后，加拿大医学会杂志（The Canadian Medical Association Journal）再次刊发了《启尔德一家在中国72年的奉献（1891—1963）》（《The Kilborns in China, seventy years of service (1891—1963)》）一文，以纪念这个伟大的家族。

2010年4月29日，在成都出生和度过童年的启尔德的外孙女Enid Elizabeth Sills（黄素芳的大女儿）带着她女儿Laura Lynne Sills和她哥哥的两个儿子David Walmsley、Stephen Walmsley一行四人，沿着先辈的足迹，回到了被他们称为"第二故乡"的成都，走进成都市第二人民医院，寻找启氏家族留在此地的记忆和医学精神。这是自1952年离开成都48年后，启氏第三代、第四代与医院再续前缘。成都市第二人民医院向启尔德后人

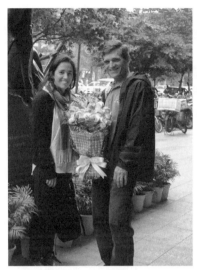
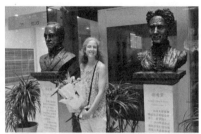
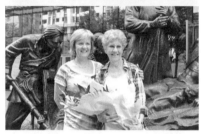

启氏后人到访成都市第二人民医院

们分别赠送了启尔德博士创建成都市第二人民医院前身仁济医院时期的老照片。启尔德后人非常感动，十分感谢医院对先辈创业历史的敬重，对医院的巨大发展表示钦佩和骄傲。

之后的2013年6月7日，同样在成都出生和度过童年的启尔德另一个外孙女Marion Walker（黄素芳的二女儿）带着她女儿Barbara Lyn Anderson来到成都市第二人民医院，满怀激动和惊喜参观了医院刚建成的大型主题雕塑《百年大爱》、人物胸像《先贤》、大型浮雕《西医入川》和长卷浮雕《百年仁济》等艺术作品。面对生动的启尔德、启希贤塑像和重现当年历史画卷的浮雕，她们感慨万千。

这些情景传回加拿大后，更多的启氏后人来到成都，来到成都市第二人民医院，并将这份深厚的情缘延续到了家族第五代，也传播给了其他加拿大人，让他们也来到成都，走进了成都市第二人民医院。最近，成都市第二人民医院跟启尔德母校加拿大女王大学建立了联系，双方有望再续前缘，开展友好交流合作。

相信，这份深厚而美好的情缘会一直延续下去。

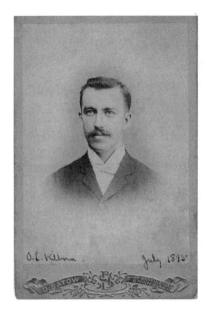

加拿大医学博士启尔德 Dr. Omar Leslie Kilborn

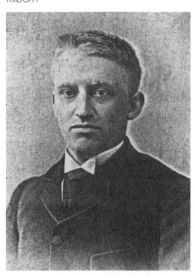

加拿大医学博士斯蒂文森 Dr. David W. Stevenson

【仁济医者】

● 启尔德启希贤夫妇、斯蒂文森与仁济发展

1891 年到 1893 年，启尔德、斯蒂文森与启希贤先后到达成都，他们因创办仁济紧密相连，人生的命运也发生转折。

仁济医院的创办人启尔德，1867 年 11 月 20 日出生在加拿大安大略省弗兰克威尔（Frankville）。他是兄弟五个中最小的，他的四个哥哥有三个都不幸夭折，他靠唯一存活下来的兄长的资助读完小学，后来则靠自己假期打工挣钱完成了高中和大学学业。1884 年，未满 17 岁的启尔德考入位于安大略省金斯顿市的女王大学（Queen's University），修完化学硕士（M.A in Chemistry）并获得金奖后开始学医，22 岁即取得英国金斯顿王后大学医学博士，之后到德国海德堡和英国爱丁堡大学进修，回国以后，在母校女王大学获得了一份化学教师的工作。

仁济医院的创办人斯蒂文森，1866 年 1 月 15 日出生在加拿大。先考入多伦多大学，在应用科学学院完成大学学业，然后进入美国芝加哥拉什医学院学医，获得医学博士学位。

1891 年，启尔德和斯蒂文森两

个志同道合的医学志愿者，相约一起申请加入了加拿大基督教循道宗卫斯理会（Canadian Methodist Church）派往中国的首批志愿者先遣队。怀着"以医开道"传播福音的初衷，作为先遣队成员于 10 月 4 日从温哥华港启程，乘坐加拿大太平洋皇后航海公司第一艘开往中国的客轮"中国皇后号（The Empress of China）"，经过一个月的海上航行，于 1891 年 11 月 3 日抵达中国上海。当时的启尔德即将 24 岁，带着新婚不久的妻子詹妮·福勒（Jennie Fowler Kilborn）；斯蒂文森 25 岁，还是刚刚毕业的医学博士、单身汉。

据启尔德的回忆：1880 年代，基督教掀起了向世界传播福音的热潮。在卫斯理会决定向中国派遣先遣队的前一年，他在工作的女王大学校园内参加了一次教会组织开展的日校（Sunday School）活动。活动中，两位即将被派往中国的志愿者热情洋溢的演讲和鼓动，激起了他内心的巨大波澜，他突然感觉到心灵触动、圣灵充满和上帝恩召，升腾起了到中国去的强烈心愿。于是，他很快投书自己所属的卫斯理会，主动申请做一名到中国的医学志愿者。而身在美国芝加哥拉什医学院校园的斯蒂文森，也是受到这样的感召，激情澎湃地提笔给好友启尔德写信，相约一同去中国。

1892 年 11 月 3 日，这个四川地区历史上首家西医医院创立的日子，是启尔德和斯蒂文森为纪念到达中国一周年而特别选定的。1892 年正是中国清光绪十八年，农历龙年。对于西医，当时的成都人闻所未闻。

千百年的封闭，特别是在当时国家积弱积贫、两次鸦片战争失败、西方列强大举入侵的阴霾下，西医入川的过程，包括拓荒传医者的命运，注定充满艰辛与曲折。

首先是"出师未捷妻先去"的启尔德。

就在 1892 年 7 月 10 日，积极筹建成都医院的日子里，启尔德的妻子詹妮·福勒突然病倒了。发病那天，詹妮·福勒开始是腹泻伴随着呕吐，然后肌肉出现剧烈的痉挛，神智也开始恍惚。病情来得如此凶猛，令启尔德一下慌了神。他赶紧为妻子诊断，结果令他陷入痛苦和绝望：是霍乱！

詹妮·福勒才 25 岁，正是风华正茂的年龄，跟启尔德结婚还不到两年。她跟启尔德同年，是加拿大皇后大学一位自然科学教授的女儿。在读完皇后大学文学学士后就嫁给启尔德，随他一同来到了中国。她一心想好好陪伴和支持丈夫在中国的事业，也想用自己的文学之笔，写下在中国的所见所闻。可是，这一切都还没有正式开始，甚至都还来不及给自己取一个中国名字。

发生于 1892 年的这场霍乱瘟疫，起因是当年夏秋四川的雨水偏多，连绵不绝，不少地方遭受洪涝灾害，再加上气温升高，造成灾后疫病流行。除成都以及周边的温江、双流、大邑、邛崃、蒲江之外，简阳、内江、彭山、眉山、蓬溪、广元等十多县都爆发疫情。患者上吐下泻，肉如刀割，随即不省人事，病情稍缓的一昼夜、急病的三四个小时就死亡。《眉山县志》记载："光绪十八年六月，痘疫流行……稍缓不能救，名麻脚瘟……城乡死者累累，秋凉始减。事后查调，人烟凑杂秽浊堆积之所，死者独多云。"人们对这种病紧急的救治方法是，"用针刺手指尖或大指甲旁，十可活一二"。然而，这种土办法的效果根本无法挽救更多人的生命，参与华西协合大学医科创办的莫尔思（W. R. Morse）博士就曾经说，"巫术、迷信在民间治疗中占很大部分"。这种针刺手指的方法当然不能遏止霍乱瘟神的肆虐，成都当时每日出丧五六百具，邛崃、大邑一带路上基本看不到行人。

由于缺少必要的药物和设备，在詹妮·福勒染上霍乱后，启尔德也束手无策。他在撕心裂肺的悲痛中，送走了陪伴自己远渡重洋的爱妻。这时，距詹妮·福勒发病才18小时，距他们5月21日到达成都才50天。

再看"失之交臂、抱憾终身"的斯蒂文森。

斯蒂文森在最初温哥华拍照留念的先遣队里还是唯一的单身汉，然而爱情之神很快眷顾了他。先遣队出发前临时补充了一位年轻单身的女队员布朗小姐（Miss Amelia Brown），就在航行的大海上，斯蒂文森与布朗双双坠入爱河，到达上海后就举行了婚礼。布朗小姐也曾立志单身，才得到教会许可到中国工作。不料这场猝不及防的爱情令教会大为恼怒，立刻取消了布朗的传教士资格，甚至连来中国的船资也被要求退回。

布朗怀着双胞胎跟随丈夫和先遣队从上海经水路坐船到达成都。在1895年发生的"成都教案"中，医院和所有洋房都被烧毁，大火之中，慌乱和惊吓之下，布朗的那对双胞胎女儿中的一个失踪了。母亲的本能让她因为女儿失踪极度担惊受怕，几近疯狂地寻找女儿。虽然后来女儿找到了，并且是被一户中国人保护起来并无大碍，但是布朗的精神因为受到太大的刺激而失常了。斯蒂文森随成都的所有外国人被官府护送到码头乘船到上海避乱，之后为了妻子的健康只能无奈地选择带着全家人回国。从此，斯蒂文森再也无法返回中国继续他拓荒传医的事业。这，成为了斯蒂文森博士一生的遗憾。他在回到加拿大工作一段时间后，率全家搬迁到了美国，1932年3月29日在俄亥俄州阿克伦城去世。

还有无报酬工作24年的女医学博士启希贤。

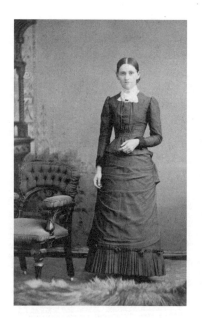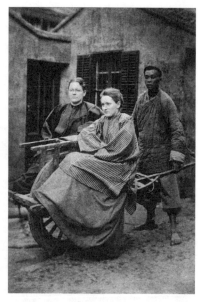

启希贤（图片来自加拿大维多利亚大学图书馆维多利亚大学在中国（Vic in china）线上主题展览）

刚到成都不久的启希贤

　　启希贤原名 Retta Gifford，1864 年 5 月 11 日出生在加拿大安大略省的麦福特（Meaford）附近一个农民家庭，在当时女性很难被允许学医的情况下，她竟获得加拿大多伦多大学医学博士。她来中国时已经 28 岁，这个年龄尚未出嫁，又来遥远陌生的中国服务，她已经发誓不谈婚论嫁，把自己的一生献给医学事业。

　　启希贤在毕业工作了两年后的 1893 年初，受加拿大卫斯理会妇女会的差派，跟另一位女志愿者一同来中国，2 月份抵达上海，在上海等待后一批人员，学习中文并参观体验如何在中国办医。半年后，缘分天注定，启希贤与从成都前来迎接这两批人员的启尔德相遇。

　　那时从上海乘船到成都大约需要两三个月时间，这一段的路程很不顺利。比如在三峡，他们就遭遇了船只失事的惊险，耗费了不少的时间。然而，漫长的旅途、狭小的空间无意间给启尔德提供了接触启希贤的机会。相同的信

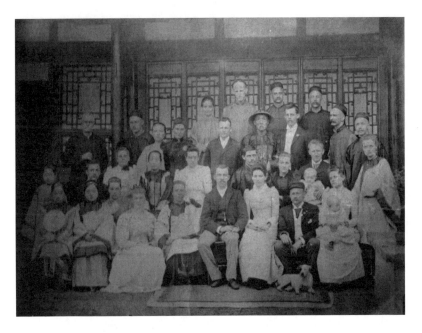

启尔德、启希贤结婚（第一排左起第五、六位）

念、相同的理想使他们两个人的爱情开出了花朵，也重新点燃了启尔德痛失爱妻后的生活希望，启希贤也被这个比自己小 4 岁、却才华横溢的男子所吸引。颠簸的木船因为爱情而变得美好浪漫，旅途结束时的 1894 年 2 月底他们俩宣布订婚。

在他们到达成都大约 3 个月后的 1894 年 5 月，启尔德从他工作的嘉定（今乐山市）回到成都，跟启希贤举行了婚礼。从当时的照片可以看到，那场在英国驻成都领事馆举行的草坪婚礼，除了有许多在成都工作的教友们出席，引人注目的还有一位中国地方官员参加。婚礼合影记录下了 19 世纪末中西文化初次碰撞的美妙情景：启尔德西装革履神采飞扬，启希贤一袭白色婚纱美丽端正，穿戴着中国服装的洋人笔挺地站立着，第一次面对照相机镜头的中国妇女都略显羞怯。

　　和布朗小姐一样，启希贤与启尔德的婚姻违反了启希贤同加拿大教会签订的终生不婚的约定，即便据理力争，启希贤还是遭到了削减薪水、取消传教士资格的处罚。在婚礼第二天，启希贤作为随行家属陪伴丈夫启尔德一起前往嘉定，在背后全力支持和协助启尔德在嘉定的开创性工作，特别是以医布道创建嘉定的第一所西医医院，也就是今天的乐山市人民医院。

　　1895 年 4 月，启尔德夫妇的长子启真道（Leslie G. Kilborn）在嘉定白塔街出生。夫妻俩非常开心，带着满月的儿子回成都，正好遇到端午节老百姓在东校场玩"打李子"。启尔德夫妇担心飞舞的李子伤及儿子，便将孩子裹起来，躲闪着进入附近的四圣祠街教堂。不想却有民众造谣：洋人偷孩子了！这场史称"成都教案"的风波使之前创办的医院在大火中完全毁坏，甚至还差点让一家三口性命不保，启尔德夫妇不得不逃往上海避难。

　　在成都教案平息以后启希贤跟随丈夫启尔德，带着幼小的启真道从上海返回成都，独当一面创办和主持妇孺医院，开设产科、儿科专为妇女和儿童治病。她还极力主张在丈夫启尔德参与创办的华西协合大学招收女学生，在自己主持的女医院开办女护士学校。

　　作为当时成都天足会的发起人和领导者之一，启希贤积极地推动反对女人缠足的运动。启希贤在行医的过程中看了不少因裹脚而患脚病的妇女，有些妇女因缠足患病，到最后脚都坏死了。启希贤以一位女性医生的特殊身份加入反对缠足的天足会，从健康角度宣传缠足对人体的损害。启希贤的宣传是很有成效的，让中国妇女们从科学的角度认识到缠足陋习的危害，纷纷开始主动反抗。有一位 70 多岁的老人听了讲演，立刻要求解开自己的裹脚布。

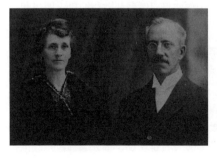

1919 年启尔德与启希贤

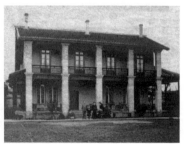

1905 年启尔德的家（图片来自加拿大维多利亚大学图书馆维多利亚大学在中国（Vic in china）线上主题展览）

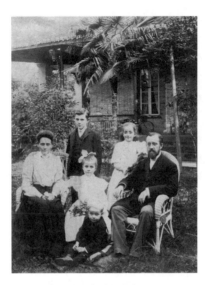

1903 年启尔德、启希贤全家

启希贤则根据老人的具体情况，理智地劝解说到她这个年龄已经不适合放足了，因为她的脚不能承受裹脚布去掉后的压力。

启希贤实际上一直在为加拿大卫斯理会妇女会做工作，并且为此做出了很大的贡献。婚后的启希贤，在成都独当一面工作 37 年，却只领取了 13 年的工作报酬。恢复医学志愿者的身份和领取工作报酬，都是在她的丈夫启尔德去世之后了。启希贤博士 1933 年工作退休，79 岁在多伦多去世。

启尔德夫妇和斯蒂文森开创性的工作，将西医系统完整地引入四川和成都，是真正意义上的西医入川拓荒者！

启尔德极富远见。一是将仁济男、女医院建设成为当时中国一流且能与加拿大先进医院比肩的大型高水平医院；二是积极创办医学教育，主导开办大学医科，参与发起华西协合大学，并将仁济男、女医院作为大学教学医院，并分别开办男、女护士学校，为中国培养本土医学人才；三是热情接纳并支持后到成都的牙医学博士林则开办牙医和大学牙医教育，帮助成就了林则"中国牙医学之父"和华西"牙医学摇篮"的美名和地位。这些成就，在四川和成都历史上都具有开创性意义。

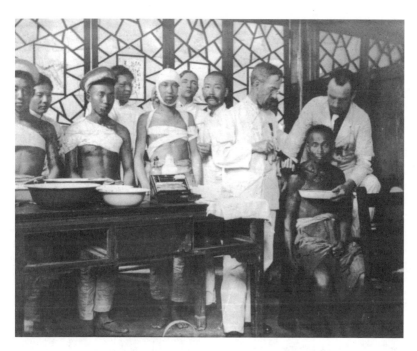

北伐战争期间启尔德与同事们为北伐军受伤将士进行治疗

　　启尔德还将国际红十字精神引入四川，在医院初创时就使用红十字作为标记。启尔德在 1904 年倡导在成都成立红十字会，在 1912 年、1913 年分别与当时的地方红十字会达成协议，让仁济男、女医院成为四川历史上首家红十字医院。启尔德还成立红十字医疗救护队，以红十字会的名义亲自率队奔赴现场，在辛亥保路运动、四川军阀混战、成都巷战等战乱中救护清兵和政府军，在抗战时期日军对成都大轰炸时开展人道主义医疗救护。启尔德不顾个人安危，坚持在枪林弹雨的战场上设立临时医疗点，仁济医院成为重伤员医疗救护的主要基地，院内师生工友带头献血，夜以继日救死扶伤。有照片记录了当时的救护情景。

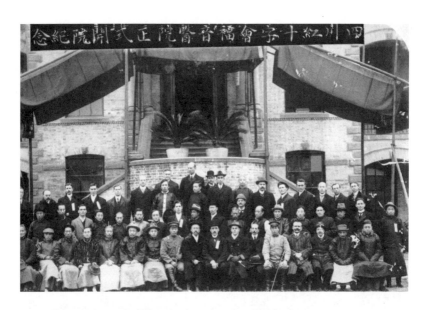

1913年四川红十字会福音医院正式开诊

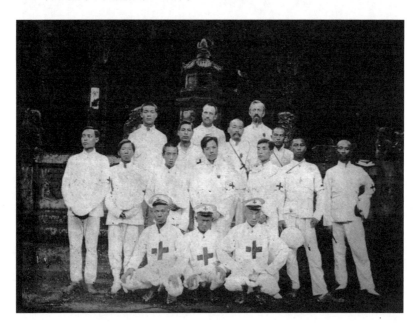

1912年红十字会的全体成员（图片来自加拿大维多利亚大学图书馆维多利亚大学在中国（Vic in china）线上主题展览）

此外，作为加拿大英美会医疗中心的仁济男、女医院，还担负着对四川另外八所仁济医院的业务指导和会诊。启尔德和启希贤时常到外地去会诊手术。

1920 年春，正在回国休假的启尔德因肺炎突然去世，享年 53 岁。启尔德在去世前的最后一次公开活动，是演讲鼓励年轻的加拿大教友积极争当海外志愿者。他在演讲中依然对在中国开展医学事业充满热情和理想，根本就没有想到自己会在不久之后罹患重病突然离世。

启尔德在加拿大逝世的消息传回成都，立即成为当时成都的一个重大事件。对于一个外来的医学志愿者，民众切实地感受到启尔德的到来带给成都的变化。在经过了初期较为短暂的以医布道之后，启尔德更多时间是在真心地为普罗大众提供医疗服务，解除疾病带来的痛苦，并专注于治病救人和医学教育，努力构建西医在成都和四川生根开花、生生不息的长效机制，让西医在这里扎根和长远发展。教会的众多中外教友为他举行了追思会，非教会的社会各界人士也在祭祀孔子的文庙为他举行了十分隆重的中国传统祭奠仪式。在这之前和之后的成都，还从未有过哪一位洋人受此殊荣。

● **冯玉祥与曾子耀的健康科普**

出生四川阆中的曾子耀，1940 年毕业于华西协合大学医学院，后获得美国纽约州立大学医学博士。

"治病莫如防病，财富不及健康"。已担任副院长的曾子耀结合临床，撰写了不少专业和科普文章，在 1945 年主编出版了科普读物《健康之路》，向广大民众介绍西医各科常识。《健康之路》以通俗有趣的文字和绘图讲解，引导读者确立正确对待疾病的观念，接受合理预防和治疗方法。曾子耀在书中提倡健康的饮食习惯。他将食物分为"供给热力、能力的食物，以胜任每天的工作""构造身体的食物，帮助身体生长和补偿消耗""保护性食物，加强抵抗力，避免维生素和盐流失"三大类和数十个小类，并列举了许多健康的烹饪和饮食方法。比如：豆类要在水中泡涨，直至发芽时再烹饪食用营养最佳；米汤做饮料，每天喝 4 至 8 杯；茶叶放在一个小口袋中，沸水泡 10 分钟至 20 分钟，即将茶袋取出不要了，因为这时茶叶中的咖啡因已完全泡出来，可以起到提神、助消化的作用，而时间久了，茶中的鞣酸会导致便秘。

更有趣的是，曾子耀的《健康之路》一书中许多观念十分超前。除了介绍科学健康的饮食，曾子耀还在书中提到了家庭性教育的问题。"我是从哪里来的？""你是从妈妈体内生出来的，正如一只窠中的小鸟，当翅膀长成时，便要离开它的窠窠飞出。"文中通过模拟家长和孩子的对话，设计出有趣又科学的问答。不仅如此，书中还运用了一些简单的绘图讲解了饮水水源安全及标准。书的封底也被曾子耀用来做了"公益广告"。

曾子耀与冯玉祥的的深厚交情，源于1943～1944年抗日战争最艰苦时期，冯玉祥将军以"中国国民节约献金救国运动会"会长身份来到成都时的那段故事。太平洋战争全面爆发后，为拯救成千上万、背井离乡的难民和因军费不足装备低劣、生活艰苦的士兵和下级军官，笃信基督教的冯玉祥于1942年12月19日发起成立了"全国基督徒节约献金总会"，在全国陆续成立分会。为了扩大影响范围，易名为"中国国民节约献金救国运动会"（以下简称"献金会"）。冯玉祥先后游历四川20多个县，广泛发动献金，据不完全统计，四川各地第一、第二次献金总额接近7亿元。献金运动不仅感动了全国民众，更激励了奋勇杀敌的前方将士。

冯玉祥在成都组织献金活动时就居住在四圣祠北街曾子耀家中。其间，冯将军的夫人李德全患急性阑尾炎，就是曾子耀做的手术，并照顾同期患重感冒的冯玉祥将军。冯玉祥抗战期间在重庆创办的进步爱国团体利他社的成都分社就设在曾子耀家中。当时利他社吸收文教卫生界、工商界有进步思想的知名人士，定期活动、聚会，讨论支援抗战的问题。一时间，成都各界名流和抗战积极分子时常穿梭在曾子耀的小院中。

抗战胜利后，冯玉祥将军认为，中国国力的增强需要通过国民身体的健康来实现，提倡与推广健康医学极为必要。于是，在1946年《健康之路》

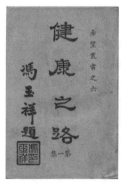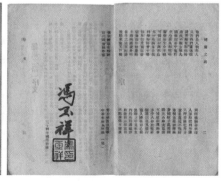

健康之路

再版时，冯玉祥将军不仅为该书亲自题写了书名，而且还作诗为序：

> 抗战八年敌投降，中华一跃居四强；
> 和平团结快建设，要把美苏都赶上；
> 迎头赶上不容易，我们原是积弱邦；
> 不只兴建重工业，不只民主要提倡；
> 千头万绪责任大，必须人人体力强；
> 今日何时居第一，整个民族要健康；
> ……
>
> 个个健康有精神，努力建设谋富强；
> 从此国强种也强，中华幸福永无疆。

● 学界泰斗翁之龙与皮肤科创立

1950 年，中国皮肤病学泰斗翁之龙加入由仁济医院改组成的川西第二医院，组建皮肤科，担任科主任。在全国范围来说，这也是较早建立的皮肤病专科。

翁之龙生世显赫，出生在常熟一个"父子宰相，两朝帝师，叔侄联魁，三子公卿，四世翰苑"传世佳话的大家族里，从小接受书香盈门的熏陶。作为晚清庚子赔款官派留学生之一，翁之龙是清朝派出的首批留德皮肤病学博士，国家一级教授。留学回国后曾任广州中山大学附属第一医院院长、武汉同济大学校长、重庆中央大学附属医院院长、中央大学校长，是中国皮肤科的奠基人。他深受同是朝廷重臣、两代帝师、以清廉著称的翁心存、翁同龢两位祖先"福禄贵知足，位高贵知止""绵世泽莫如为善，振家声还是读书"家训的影响，在身居高位时勇于放弃，甘于淡泊，专注为病人服务，奠定了成都市第二人民医院皮肤科优厚的学科基础和精细诊疗的服务科风。

组建皮肤科时的翁之龙已年过半百，当时包括他在内，皮肤科只有医生 4 人，除病床外几乎没有任何仪器。尽管物质条件很艰苦，翁之龙前半生所接受的严格的学术训练和在几大著名医院院长的履职经验，让川西二医院的皮肤科在一开始，便有了让别人难以企及的高起点。

翁之龙教授高度近视，诊病时他常常要俯下身子，凑近病灶查看，再结合丰富的临床经验进行诊断，即便患处又脏又臭，甚至溃烂的疮面处在脚上或臀部。这种职业精神和医者的仁慈之心，让翁之龙深受患者爱戴，他们称他为"鼻祖"——因为他不是在看病，而是在用鼻子"闻病"，称为"翁氏闻病法"。

治疗皮肤病，特别讲究外用药的应用，翁之龙每开出处方，必让病人取药后再回到诊室，对于每一种药的用法，他都要详细说明，反复叮嘱，生怕病人听不懂记不牢。对于外用药的使用，翁之龙要求特别严格。比如，对银屑病这种最常见的慢性皮肤病换药，护士要先细心地刮去鳞屑，再把纱布剪成小块，涂抹药剂，贴在每一个癣面上，最后再贴上大纱布。按照翁之龙的要求，每换一次药，护士都要花上一两个小时，用近百张纱布，一个上午仅能给四个病人换药。

翁之龙根据自己的专业知识和临床经验，配制了多种皮肤病外用药物，种类涵盖洗剂、搽剂和敷剂等，如今二医院皮肤科的大量自制药便开端于此。他还将多种外用药的协定处方汇编成册，发给科里每位医生，以供提高技术，治病救人。随着病例的积累，在统筹分类的基础上，翁之龙形成了系列化、规范化且独具特色的皮肤病治疗方法，治愈了大量的病人。

翁之龙先生的学术著作和言传身教，泽被后人。他培养了大量的临床医师、专家和学者，其中不乏全国皮肤科学界的名人。他的著作《皮肤病学》长期作为高校教材，一直沿用至今。

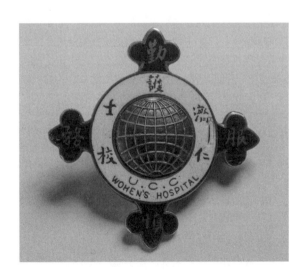

仁济护士徽章

翁之龙在西南地区创办的第一个皮肤科在成都市第二人民医院开枝散叶，影响西南多省。在翁之龙和妻子龙曼莉的培养下，杨可辅、楼有益、汪仲铭、左文勤等一批皮肤病专家在成都市第二人民医院成长起来。

在仁济医院护士佩戴的徽章上，"勤慎服务"四个字十分耀眼。细细地品味和感悟，你会发现，不论过去、现在还是未来，勤慎二字都包涵了人们对医疗服务的所有要求。

启尔德等前辈们缔造的仁济医院"仁爱济民　勤慎服务"优良传统，为后世奠定了一份不朽的医学文化和医院精神，留下了一个今天和未来都十分宝贵的成都医学品牌——百年仁济，为悠久的成都天府文化增添了现代医学的灿烂篇章。

启尔德博士和斯蒂文森博士创办的成都四圣祠北街仁济医院，在原址已演变成为今天的成都市第二人民医院。1988 年，成都市第二人民医院增名成都市红十字医院。2018 年 7 月，成都市第二人民医院正式增挂四川仁济医院院名。百年仁济的文化精神正在一代代地传承。

Chengdu 100 Year Hospital

参考文献

[1]　徐俊波 . 百年仁济：一所医院的文化引力 [M]. 成都：四川大学出版社 ,2011.

[2]　翁之龙：皮肤病学的"鼻祖" [N]. 成都日报 .2012.10.29(第 24 版：天下成都)

天府文化　百年成都

Tianfu Culture,　A Century-old Chengdu

Chengdu 100 Year
Hospital
成都百年医院

成都大学附属医院

圣心修德 更迭绵延
——成都大学附属医院

　　圣修医院是"西学东渐"浪潮中除仁济、华西外，西方传教士带入成都的又一颗医学种子。这个由法国天主教初创的医院在过去的 119 年中，经历教会医院、铁路医院、市属公立医院和大学附属医院多重角色，几经辗转努力，走上如今快速发展的康庄大道。百年医院百年兴，历经风霜显深情！

【圣心修德之路】

● "成都教案"

　　基督教自公元 4 世纪成为罗马帝国的国教以来，就一直没有放弃向外传播。唐初基督教由波斯传入我国，元朝和明朝基督教的传播又有两次小高潮。但在以儒家思想作为立国之本的中国，基督教的传播始终无法扩大，由于交通不便，能够顺利到中国传教的传教士数量不多，信众更是寥若晨星。

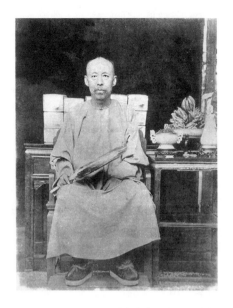

刘秉璋（1826—1905）（图片来自浙江省人民政府网站）

　　19世纪后期，事情开始发生转变。西方列强用坚船利炮打开中国的大门，不仅鸦片和各种工业品涌入国门，作为西方文明象征的基督教也随之而来。传教士随坚船利炮来到中国。基督教和上帝在中国的传播道阻且长。尽管如此，传教士的工作仍然卓有成效，特别是在四川。以法国传教士为主力的传教活动自1840年法国传教士范约瑟只身进入四川活动开始，1856年法国天主教会建立了以成都为传教重心的川西北主教区，到1891年四川已有7个外国教派，175个传教士传教布道，天主教会在川有教徒8万余人，居全国第三位。

　　传教过程中，民众与传教士和教徒的关系日渐微妙，甚至紧张起来。此前，清朝和外国战争几无胜绩，民众对洋人心怀恐惧。民间传言中，传教士不是上帝的使者，而是一群食人心肝的魔鬼。群众和传教士及教徒的矛盾日益激化。1893年斯蒂文森、启尔德、赫斐秋等人在四圣祠北街修建教堂，任用当地教民作监工。这些教民狐假虎威，趁机诈骗百姓银钱，招赌抽头，放债盘剥，凌辱勒罚。按照清政府与列强的协定，外国人不得在通商口岸以外的地方购置房产，传教士为了修建教堂和居所，采取永租的办法变相购置，当时成都四圣祠街和陕西街等地都有外国传教士通过这种打擦边球的方式购置的房产。四川总督刘秉璋对此大为不满，他发布告称：外国人用这种弄虚作假的手段收购土地是非法的，以后禁止使用"永租"这两个字。传教士布道同时开设西医诊所，民众中生出许多谣言，其中流传最广、最为群众津津乐道的，是外国人专骗中国小孩，挖出他们的双眼用来制药。

1895 年春天，美国医生赫尔给一个成都妇女看病，这个妇女的病一度有所减轻，最终却死了。妇女的家人认定是赫尔故意害死了他们的亲人，于是再次到赫尔诊所骗他出来看病，从而抓到他，好在赫尔身强力壮，发现中计后奋力逃脱。妇女的家人把妇人的尸体放在街上，让来往的人观看赫尔动手术时在她身上留下的创口。围观民众看到这个妇女的创口后无不出离愤怒，民众与传教士的矛盾又加深一层。

山雨欲来风满楼，雨终于来了。1895 年 5 月 28 日，农历五月初五端午节，成都东校场，众多年轻人围在一起撒李子。撒李子是成都端午节时的一项古老习俗，把李子一颗颗、一把把地往年轻女人身上扔。据说谁挨的李子多，生的儿子就多。有一首民谣唱道：捡起李子怀中揣，叫声媳妇哎！多吃李子儿满屋。当时，仁济女医院创办人启希贤抱着刚刚满月的孩子，与群众东推西撞，为了不惊吓孩子，她匆匆返回诊所。这本来不过是一个小插曲，然而，消息不胫而走，说是四圣祠街的洋人拐走了一个小孩，要把他带回去挖眼睛制药。当天傍晚，激愤的民众来到四圣祠街，包围教堂、福音医院，试图破门而入。医生斯蒂文森、启尔德感觉受到威胁，便持枪出门对空鸣放，这无疑是火上浇油，愤怒的群众立即打散守护教堂的差役，蜂拥入内。民愤激昂，将教堂打坏，并放火焚烧。斯蒂文森、启尔德等在混乱中破墙逃走，但他们的住房、医院和四圣祠礼拜堂悉尽被毁。

次日，一洞桥的法国天主教堂被毁。法国天主教川西北教区主教杜昂，乘轿前往成都将军恭寿的衙门搬救兵，至衙门附近被打教群众认出，大家一齐动手，将杜昂的轿子打得稀烂，并对杜昂及其翻译饱以老拳，将军恭寿慌忙带兵出来营救，群众才退去。但城中的打教行动并未停止，陕西街、玉沙街、古佛庵街，乃至城外的磨盘山等处，都发生了打毁教堂的行动。成都打洋教的消息纷传各地，各地纷起效尤，形成了席卷川西南地区的打教风潮。打洋教活动遍及成都近郊各县及嘉定（今乐山）、叙府（今宜宾）、保宁（今阆中）以及重庆等十七个府、州、县。据统计，全川四十所天主教堂、三十所基督教堂先后被毁。这就是著名的"成都教案"。

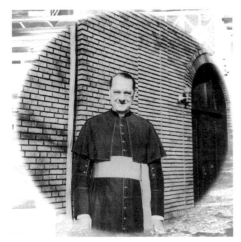
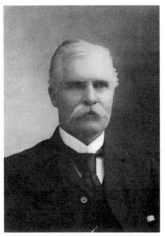

法国天主教川西北教区主教杜昂（1841—1915）　赫斐秋（1840—1904）（图片来自网络）

　　5月30日，基督教川西北教区教士赫斐秋星夜赶赴重庆，向各国驻渝领事报告了发生在成都的教案。赫斐秋在重庆会见了英国领事及重庆关监督，提出赔偿损失，惩办官吏和肇事者，在成都设立代理领事，把成都、叙府、嘉定开放为商埠，派遣调查委员会驻成都等要求，清廷只有全部答应。朝廷下令把川督刘秉璋、候补道周振琼革职，随后又把邛州知州和大邑知县等11人交部议处。其他被处分的还有叙府知府，崇庆州知州，宜宾、双流、崇宁、南部、大足等地知县。参与教案的民众6人被处死，17人被流放。同时赔银101万两，其中成都各教堂共70万两，川南法国各教堂共21万两，四川英、美各教堂共10万两。更为可笑的是，由于教案的发生与撒李子有关，所以官府下令：不准再玩撒李子。

　　在教案引发民、教冲突剧烈镇痛之后，传教士们逐渐明白不平等条约和洋枪洋炮可以保护他们进入中国内地广置产业，建造各式教堂，但要让信仰根植于中国人民心中，则必须去争取中国社会的信任和认同，积极努力地在中国文化和天主教的神学思想理念之间寻找相容结合之处，用中国人民接受和认同的思想观、价值观来传播福音，才是天主教在中华发扬光大之道。这种认识首先体现在教堂建筑形象的改变。

● 平安桥天主堂

由于当时的成都教区光大巷主教座堂在"教案"中被彻底打毁，于是杜昂指派当家神父骆书雅设计、督造新建平安桥主教座堂。教堂由圣母无染原罪堂和成都教区主教公署组成，建设所需资金20万两白银来自清政府的教案赔款。平安桥天主堂位于现天府广场西北隅的西华门街，始建于清光绪二十三年（1896年），光绪三十年（1904年）建成。平安桥教堂以其中西建筑理念的融合和匠心独具，用中国文化体现天主教的信仰观，成为中国化教堂的代表力作。教堂2013年5月被国务院列为全国重点文物保护单位。

平安桥教堂是在中国现存不多、保存完整的天主教建筑群。整个建筑中西合璧，形象简朴完整，比例优美，装饰适度，空间开合有致，是集宗教文化艺术、西欧建筑风格及川西宅院为一体的具有历史文化价值的建筑载体。在"悚"字型布局的中西合璧的院落中，既能找到我们熟悉的中国传统建筑的飞檐、瓦当、滴水、廊柱，又有欧洲建筑的穹顶、弧形花窗、彩色玻璃；有中国的直线对称，又有西式穹顶，教堂风格中拜占庭式的经典符号在这里体现了中西方建筑恰到好处的结合，而所谓风格的排异在此竟没有丝毫的凸显。

圣母无染原罪堂是一座能容纳近千人的大教堂，其建筑风格为拜占庭式。从空中俯瞰为一个巨大的拉丁"十"字型，为"悚"字的左边偏旁"忄"，表达了在举行宗教礼仪及表达信仰生活的时候应收心敛神，对神有敬畏崇敬之意。主教公署为"束"字造型，是"悚"字的右部"束"，表达了在具体的日常生活中仍要收敛和约束自己的言语行为，提示人在生活中的操守与修养。如此一个别具风格、造型别致的"悚"字，蕴含了天主教"魂悚悚其惊斯"的神学理念，及人应对上天大主的无上崇奉和敬畏之情。

与主教座堂相比，主教公署更似中国建筑。门入口极似中国旧式官署府第，青砖青瓦。步入门内是两条高轩敞亮的廊道，中夹长天井。主教公署为全楠木建造，四周由108根楠木廊柱支撑，形成独具特色的宫廷官邸风格的走廊，宽敞幽深，通向主教公署的各个院落，即使在下雨时也不会遭受湿足之苦。

敞廊西端，在主教公署即"束"字的顶端"十"字处，是一个小教堂——"耶稣圣心堂"。从高空俯瞰，初看它是一个十字造形，细看时却是一个"丰"字形，寓意为以虔诚完满之心、丰硕之果向十字圣架献祭。内有四间小祈祷室，为主教私用小堂，每天主教在此举行弥撒圣祭。据说，昔日中国主教和神父皆不得入内，可见其隐秘程度。主日和大型的瞻礼及活动，主教才在大教堂圣母无染原罪堂举行公共敬礼，主持大礼弥撒。

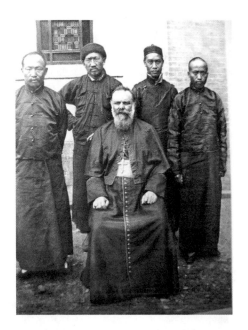

主持修建平安桥天主教堂的法国籍主教骆书雅（1870—1948）（中坐者）（图片引自
杜满希著《法国与四川：百年回眸》）

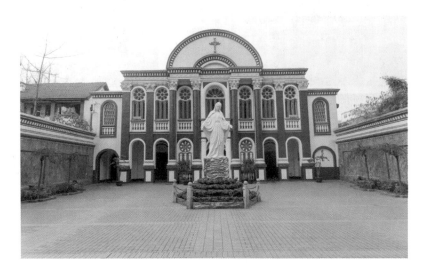

平安桥教堂

Chengdu 100 Year Hospital

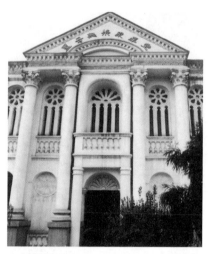

圣母无染原罪堂

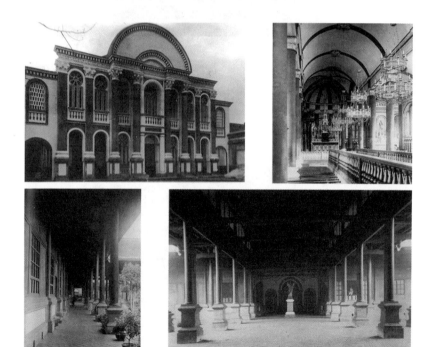

20世纪20年代的天主教堂及圣修医院楠木结构的病房外廊

除大小教堂外，主教公署内有各类用房 104 间，蔚成大观，是近代西南地区少见的木结构院落群。

● 筹建圣修医院

就在营造平安桥天主堂的时候，由于传教活动急需医疗人员，杜昂向法国外交部请求援助，请来玛利亚方济各传教会女修会从湖北宜昌来到成都，在平安桥天主堂北侧大树拐创办法国医院，清光绪二十五年（1899 年），新的教会医院落成。后因新院址不敷应用，又在平安桥马道街 75 号施药室的基础上扩建。医院房屋全是金丝楠木结构的两层楼房，光绪二十七年（1901年）医院更名为法国天主教圣修医院，成为成都较早开办的医院。有说法称

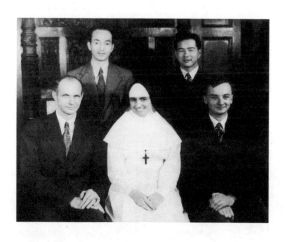

玛丽娅·徐明达（前排中）和肖济（后排右）

医院的扩建所需费用为庚子赔款退款，但医院扩建在前，各国庚子赔款的退款在后，时间明显不对，因此修建费用实际上来源于"成都教案"的赔款。

圣修医院的营造和发展，得到当时法国驻成都领事馆的有力支持。1901年，成都教案发生后，法国驻重庆领事埃尔－雷米·邦斯·安迪常到成都，直接面见四川总督，办理各项交涉。不久，经四川当局默许，法国驻渝领馆在成都租房，设法国驻重庆领事馆成都办事处。1904 年 7 月，又成立法国驻成都领事馆。最初租用的房子在三圣街，后来迁往上翔街，入口即在今顺城大街的基督教礼拜堂处。

　　1901 至 1905 年，主教杜昂兼任圣修医院首任院长。1907 年后，由天主教法国女修道士玛丽娅·徐明达（玛丽娅·徐）接替院长，全权负责行政事务直到 1943 年，后来她又在 1947 年担任过一段时间院长。医院在成都的经营一直得到法国驻成都领事馆的支持。

　　医院创办初期，聘请 4 名外籍医师，包括法籍医师 2 人，英美医师各 1 人，其中法国领事馆军医祝伟烈为主治医师。医院治疗内、外科一般常见病，初设床位 50 张，随后增加到 110 张，男女病床各 55 张，分特等、甲等、普通三等。护士中虽有外籍人员，但主要为华人，且多系教徒。

　　新成立的圣修医院很快就不能满足病患需要了。1906 年，医院再次扩建。工程持续了四年，到 1910 年结束，新增了四栋建筑及附属建筑。其中，两栋二层小楼是男病区，设有 104 个床位；一栋房屋是女病区，设有 30 多个床位；一栋房屋作为手术室，还有医院需要的其他附属建筑物。医院还配备了先进的设备。每日门诊百余人，床位后逐渐又增为 200 余张。

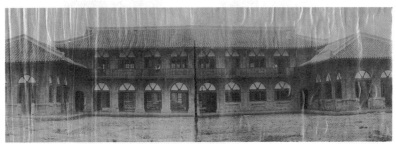

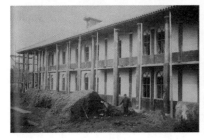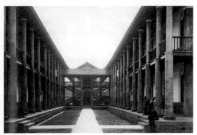

建设中的圣修医院（左下图）与建成初期的圣修医院（上图、右下图）

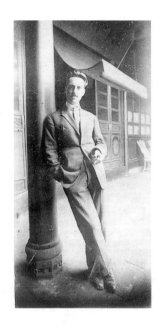

1919—1925 年，在圣修医院
工作的法国医生阿尔贝·任尔
为（Albert Gervais）

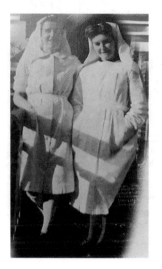

在圣修医院工作的外籍护士

Chengdu 100 Year Hospital

1919 年岁末，法国医生任尔为（Albert Gervais）被当时的外交使团部派到中国四川，担任圣修医院的医疗主任，并在当时法国和中国政府合办的成都皇家军事医学院授课。任尔为医生非常热爱中国，1925 年离开四川回法国后，以中国的工作和生活经历为背景出版 5 本关于中国的书：《感情之花》《马鬼的阴影》《医神在中国》《在叛逆中的中国医神》《一个医生在中国》，为传播中国文化做了大量积极的工作，堪称中法文化交流的使者。2015 年 11 月，法国自由撰稿者司黛瑞女士（Aurore Staiger）来院找寻其曾祖父阿尔贝·任尔为在圣修医院的足迹，与医院一起共同追忆流金岁月中医者的中法情缘。

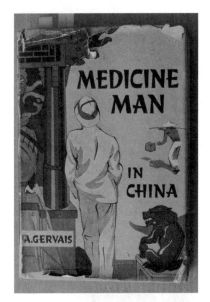

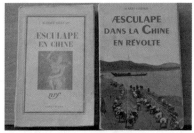

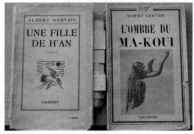

阿尔贝·任尔为（Albert Gervais）医生离开四川回法国后，以中国的工作和生活经历为背景出版的关于中国的 5 本书籍

● **烽火中的圣修医院**

为了传教的需要，圣修医院在创立之初施行免费诊疗，所收病人除军警各界送请诊治之外，其余都是贫苦之辈，医药不计费，还提供医药外送，如公共团体及监狱等处。后来采取就地募捐、以富养贫的办法，对于一些贫病者仍然免费施诊送药。圣修医院因宗教背景形成的慈善传统，在成都的烽火岁月发挥了重要作用。

辛亥革命后，四川军阀混战，内乱不止，各路军阀、地方豪强为争夺四川、成都的统治权，多次在成都大打出手，把美丽蓉城搞得千疮百孔，百姓流离失所。护国战争后，1917 年驻守成都的川军刘存厚、滇军罗佩金和黔军戴戡为争夺四川经济、政治、军事权，不顾百姓死活，你争我斗，枪炮并用。4 月爆发"刘罗之战"在成都进行巷战，数百人毙命，城区多处民居被焚；7 月再起"刘戴之战"持续 10 多天，更使成都遭受重创。余承基在《刘戴成都巷战血迹记》中就逐日详细描述了当年成都巷战的惨烈景象与结果：刘戴之战，"川军纵黔军焚毁民房数万家，兵民死伤者一万有奇""合计省城繁华之处，已焚去一半，人民失业者不下十余万"。战争中的大量伤员集中送至平安桥圣修医院等待救援。

成都在 1928 年成立市政府，下设社会局、财政局、卫生局、教育局、公安局。架子虽然搭起来了，四川政治的舞台却依然是大小军阀轮番主唱，城头飘扬着三面"大王旗"：刘文辉、田颂尧与邓锡侯。成都市政府夹在三支军队间蹒跚而行，包括卫生局在内的政府机构空有架子，甚至政府官员的任命，往往都是三军争夺妥协的产物。直到 1932 年 11 月成都爆发刘文辉与田颂尧的成都巷战（又称"省门之战"），打破了这种平衡。巷战规模虽不算大，却非常惨烈，影响深远，此时圣修医院又承担了治疗伤兵的任务。

1939 年 6 月 11 日，成都遭到日军空袭，大轰炸炸死 226 人，炸伤 432 人。当时成都没有政府主办的医院，圣修医院被当时的省府列为重点医院，专门抢救重伤员，在空袭救援中发挥主要作用。圣修医院协同其他教会医院，组织医务人员成立救护队，共收容住院伤民 222 人、门诊 185 人，圣修医院还开辟了医疗空间，专门收治重伤员。成都大轰炸后，四川省卫生实验处为了应对成都市可能再发生的空袭救护需要，整合全市公私医疗资源，确定"今后被轰炸伤民之转送步骤"，成都市的各大教会医院均成为空袭救护的"特约医院"，圣修医院承担了相应任务，并接收华西协合大学学生实习。

由于卫生条件不健全，加之成都独特的盆地气候，空气流通较差，常年平均气温较高，民国时期的成都每年都有传染病流行。当时成都流行的传染病有：霍乱、鼠疫、天花、伤寒、白喉、猩红热、痢疾、疟疾等等。抗日战争时期，作为大后方的成都有大量难民涌入，城市人口数量激增，使得成都市的传染病形势更加严峻，防治工作变得更加重要。在当时成都市政府卫生事务所的安排下，圣修医院每年都要免费为市民施种牛痘，注射疫苗。

1944 年圣修医院设立实验室，开始做三大常规检查。20 世纪 40 年代医院已能够完成当时难度较高的各类外科手术，并开始聘请中国医生到该院工作，医术高超的肖济博士就是其中之一。

1945 年 6 月至 10 月，成都市爆发霍乱疫情。成都市政府卫生事务所发动全市所有医院、医药人员为市民免费注射霍乱疫苗。时人回忆说："当时收治霍乱病人的医院很少，由于经费无着，急救药品及器械供不应求，消毒工作跟不上……市立医院内遍地睡的都是霍乱病人，医务人员极少，病人死了，医护人员都无法知道。"

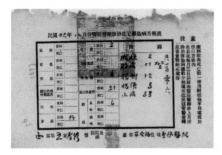

圣修医院医师诊治法定传染病月报表

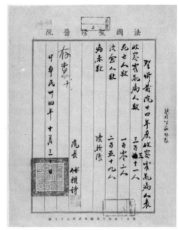

圣修医院收容霍乱病人单据

　　成都著名作家、学者流沙河的外祖父就死于这场霍乱。流沙河在作品中写道："这年夏季虎烈拉（霍乱）又来袭，大街小巷到处死人，猛烈程度或稍逊于 1943 年那一次。我外祖父刘裕和，染靛街开茶馆，要接触许多人，容易受传染。他躲过了那一次，却躲不过 1945 年 7 月这一次"，"他染霍乱，发病不到七十二小时就谢世了。已经上吐下泻，才抬他到平安桥法国医院去，院里不但病床住满，过道都躺满了，大门外都躺着，皆是霍乱"。圣修医院积极投入治疗霍乱，与市立医院、四圣祠医院等一起成为主力。其间，治疗霍乱药品仅生理盐水就用了 1169 千克。

● 仁爱高级护士职业学校

　　1947 年圣修医院附设私立仁爱高级护士职业学校开校，先后招收 3 个班，共培养护士 57 人。学校聘请肖济的夫人、留美声乐家郎毓秀教授给学生授法语课、音乐课。院内医护查房、诊治过程及病历书写均用法语。仁爱护校的学习生活很紧张，也很有规律。每天早晨六点起床，六点半做弥撒，由于是教会学校，不管学生是否信天主教，都要参加礼拜的活动。弥撒做半个小时后，就吃早饭准备上课、上班，晚饭后也要做祷告。学习课程安排大体是，

上午 8：30—10：30，课程内容是解剖、生理、药物；下午 2：30—4：30，
课程内容为护理技术、仪容仪表、护理语言，以及自由活动、整理内务等；
课外活动也安排学员打排球、跳绳、做操等集体活动。

　　1952 年原圣修医院仁爱高级护士职业学校改为卫生学校，校名为"西
南铁路工程局成都护士卫生学校"。首批招生五十多人，学期两年。学员毕
业后大部分分配到铁路沿线，主要是宝成铁路沿线，在各工程局发挥了积极
作用。1954 年学校由成都平安桥迁到新华大道马家花园路，更名为"铁道部
成都卫生学校"，成为铁道部的八所卫校之一，脱离西南铁路局基地医院。

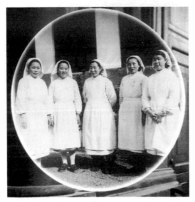
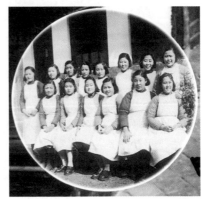

1948 年仁爱护校二期毕业生　　　　1949 年仁爱护校三期毕业生

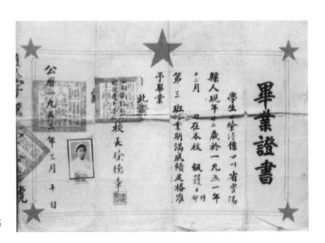

护校学生毕业证书

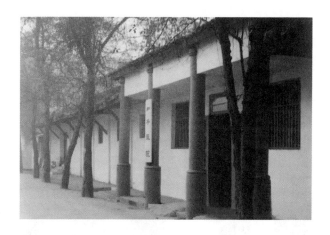

和平医院时期

● 政府接管医院

　　成都解放后，圣修医院的外籍人员相继离开，在美国获得医学博士的肖济承担起了整个医院的管理工作。到 1950 年 4 月，医院有职工 45 人，开放病床仅 10 张，经费短缺，经营难以维系，加上平安桥教堂失火，教堂资料包括部分医院资料大多焚毁，职工情绪不稳，人心浮动。全体职工推选肖济和两名护士与市军管会卫生处取得联系，要求政府合办或接办。5 月政府接管，医院更名为"和平医院"。为了庆祝医院公私合营，全院职工、学生共同在耀华街的一家西餐馆聚餐。很多人没有吃过西餐，看见端上来的炸牛排，都不知道是要用刀叉切了吃，直接拿起来就啃，经服务员提醒，才知道是出了洋相，在大家哄堂大笑中开了"洋荤"。

● 半世铁路缘

　　1950 年 6 月 15 日，在西南军政委员会的大力推动下，四川人民期盼已久的成渝铁路开工了。工程动工伊始，因筑路器械原始和技术落后，加上沿途地形条件复杂，筑路工人伤亡严重，成都地区急需一所铁路医院。

　　经地方政府介绍，1951 年 5 月，西南铁路工程局与和平医院合办西南铁路工程局基地医院，随即西南铁路工程局接管医院，更名为铁道部西南铁路工程局基地医院。医院设床位 150 张，职工增至 100 余人，开设内、外、儿、

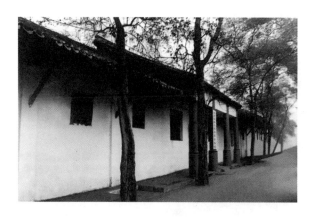

西南铁路工程局基地医院时期

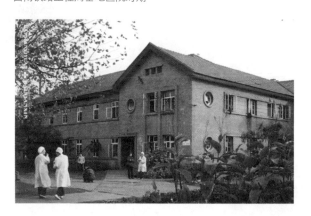

20世纪50年代铁路基地医院外科楼

五官、口腔、妇产及理疗科。接管时召开了接管大会，会上肖济院长的妻子、著名歌唱家郎毓秀女士上台演唱，职工欣欣鼓舞，庆祝医院新生。

当时除教会留下的医务、管理人员和工人外，医院吸收了地方上的名老中医、西医来充实医院的医疗队伍和管理力量，医院一时间可谓群星荟萃。副院长兼外科主任肖济是留美医学博士，副院长兼门诊部主任罗品三系留英博士，口腔科主任费尹知系留美博士，内科主任杨先进系华西协合大学医学系高才生。

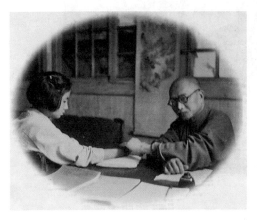

廖莫阶在看诊

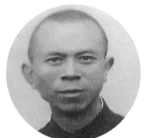

蔡仲伦

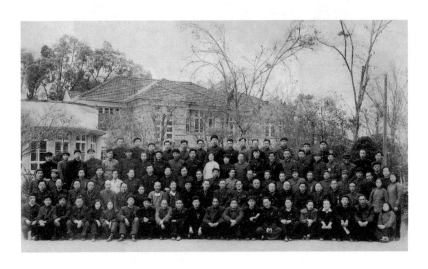

1957 年 3 月，医院召开的中医工作会议代表合影

　　1952年，医院从成都市中医卫生协会聘请了部分著名老中医来院工作，成立了中医部，成都四大名老中医中的杜自明、蒲辅周，以及名中医廖蓂阶、高诚宗、胡祥林、杜琼芳、张再芝先后来院中医部工作。医院中医中药工作在成都市及全省乃至全国享有较高声誉，院内的多位中医名家多次赴京为党和国家领导人诊病。中医门诊每日门诊量占全院总诊次三分之一多。

　　中医名家们各有专长，医院开设了中医内科、中医外科、中医儿科、中医妇科、骨伤科、皮肤疮疡科、痔瘘科、针灸科等。老中医的高知名度及其经验方、协定方在临床及铁路沿线患者中应用效果甚好，需求量很大，推动了医院中医中药事业的迅速发展。1952年，药师蔡仲伦响应政府号召，将自己多年创办的"天成药号"药店无偿捐献给了医院，并与弟子陈仁、吴通荣一同加入了医院，开设了中医药科病房。在设备非常简陋的条件下，用传统的手工操作，逐步开展了散剂、片剂、水丸、蜜丸、膏剂、单味药水剂配方，中药制剂品种达70余种。

　　遵照党的中医、西医和中西医结合三大力量并存的方针，全院开展了西医学中医活动。在中西医密切配合下解决了大量危急疑难重症和慢性疾病，发挥了我国特有的中西医结合优势。医院选派人员跟刘振华医师学痔漏科，跟单耀堂学骨伤科。痔瘘科刘振华医师不断改进和完善肛肠疾病药物和技术，创建了痔瘘专科较完整的治疗技术，解决了中毒、疼痛、出血、感染、复发、后遗症六关，减少了病人痛苦，缩短了疗程，为痔瘘专科事业做出了贡献。

　　1958年10月，医院划归新成立的成都铁路局管理，更名为成都铁路局中心医院。

● 医院乔迁

　　改革开放后，医院的发展迎来了新的机遇。1981年成都市政府提出了"50亩地+300万元"的置换条件，征用平安桥铁路医院的地块。医院领导班子一度不愿意换地，因为那是黄金地段，最后由时任成都铁路局局长杨国辉为搬迁工作拍了板。在杨国辉的主持下，最终决定新医院选址在成都火车北站附近杨柳村。

　　当年成都的二环路还没有开始修建，医院现址所处的地带还是一片农田。在成都铁路局工程处负责勘探选址的同时，铁路局和医院领导请成都有名的西南设计院来设计新医院，并请设计人员到全国最好的医院去参观考察，把那些大医院的设计图纸悉数买回来作为设计参考，以便设计出更好、更先进

Chengdu 100 Year Hospital

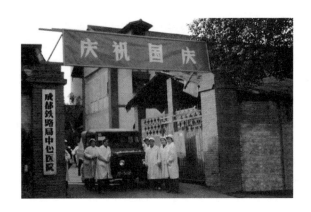

20 世纪 80 年代的成都铁路局中心医院

的现代化一流医院。按照当时的思路，既然要建新医院，就要做长远打算，"力争 20 年都不落后"。

1984 年，成都铁路局中心医院位于西华门街平安桥的旧址被成都市人民政府征用，位于二环路的新院区即将竣工。这一年的 11 月，为激励医院尽早搬迁，市政府开出了提前一天搬离就给予一万元奖励、延期一天就高额赔偿的条件。当时，新医院只有门诊楼初步竣工，住院楼还只是个框架。面对机遇和挑战，医院响应政府号召，经过院领导认真研究，组织医院职工集体动手大搬家。10 月 19 日，新门诊大楼落成竣工，在全院职工的共同努力下，医院比预定搬迁时间提前 5 天完成了整个搬迁任务。

没有热闹的落成仪式或典礼，设备、病床、办公用具基本上都是职工用手推车、三轮车等工具陆陆续续搬来的。成都铁路局中心医院作为当时的北门新地标在紧挨火车北站处悄然开业。

搬迁后，全院仅门诊楼可以投入使用，住院部大楼没有全部竣工，门诊楼既看门诊病人，又做过渡时期病房。设病床 150 张，收急难重症病人，还经常在过道上搭起简易床位，条件艰难，工作繁重，医疗秩序极端紊乱。而全院职工克服重重困难，注重医疗安全，竭力为铁路职工、家属健康服务。

1986 年元月第一住院大楼竣工，6 月各科室和各病区陆续到位，设病床530 张。1987 年行政综合楼、同位素楼及院内道路相继完工，自此医院工作进入正常运转。1986 年 7 月，铁路局机关门诊部并入医院，同时设立局机关卫生所；1999 年底，第二住院楼竣工。

● 新世纪改制

进入新世纪，正当医院事业处在快速发展的黄金时期，一场突如其来的改革打破了这个局面，并彻底改变了医院的命运和发展方向，这场变革就是2003 年全国铁路系统轰轰烈烈启动的"主辅分离"体制改革。按照国家和铁道部体制改革的整体安排，为认真贯彻落实党中央、国务院关于分离企业办社会职能、企业主辅分离、辅业改制和做好再就业工作的要求，铁道部于2003 年 11 月 26 日发布了《关于推进铁路主辅分离辅业改制和做好再就业工作的指导意见》，其中对铁路所办的医院提出了明确要求："将与主业无直接关系的事业部门逐渐剥离出去，将医院等社会性、事业性单位剥离出铁路系统，交由地方政府统一管理。"

2004 年，随着铁道部一声令下，铁道部原下属的"文教卫，公检法"等具有社会属性的辅助系统单位被彻底从铁路运输主业系统分离，100 多万铁路系统辅助单位职工离开了铁路，离开了被计划和安排了几十年的大锅饭时代，被推向了社会。2004 年 12 月 1 日，按照成都铁路局和成都市人民政府之间的协议，成都铁路局中心医院正式从成都铁路局剥离出来，整体移交到成都市人民政府，成为成都市卫生局管辖的直属公立医疗机构，医院更名为成都铁路中心医院。

进入新世纪以来，医院医疗工作快速发展，医疗质量稳步提高，医疗技术逐步提升。骨外科瞄准现代骨科新技术、新方法，实施西南地区首例Gamma 钉治疗股骨粗隆间粉碎性骨折、首例 Tenor 椎弓根螺钉系统治疗，成功开展上颈椎手术、脊柱侧弯手术、全髋关节置换手术、肿瘤切除保肢术、断指再植等高难度手术和微创关节镜手术。

2005 年 1 月，医院成功地为一位患枢椎齿状突骨折伴环枢关节脱位的患者实施了"螺钉内固定手术"。患者的病情与当年奥运健儿桑兰的病情如出一辙，随时都有高位截瘫甚至死亡的危险，手术的难度和风险都堪称"顶极"，全国也只开展了几例。该手术对手术者的技术、素质和思维应变能力要求极高，要求手术集体配合和相关技术设备必须密切默契、高度一致、及

Chengdu 100 Year Hospital

时到位，被称为"骨科内固定手术的珠峰"，能开展此手术的国内医院屈指可数。骨科主任、国务院政府津贴获得者李开南教授在详细查阅各种资料后，带领手术组成员精心准备，只用了8小时便成功地完成全部手术，而且在术中患者的出血量仅50毫升。中央电视台十频道"走进科学"栏目于2005年6月对此事进行了专题采访报道。

2005年7月，李开南带领骨外科对一例肝移植一年后感染脊柱结核的病人成功进行了手术干预，手术采用了当时国际上最先进的脊柱微创外科技术——经后路椎间盘镜下椎弓根螺钉内固定、侧前方病灶清除植骨术。该手术不仅根治了胸椎结核，而且最大限度地减少了手术创伤，降低了手术风险。经查阅国际、国内文献，进行网上资料搜寻发现，肝移植术后并发结核感染的病例相当少见，世界范围内共报道仅几十例，且多为肺结核，未见脊柱结核的报道。对结核感染治疗均采取常规抗结核药物治疗，进行手术干预尚未见报道。该手术的成功实施，不仅是医院骨外科治疗技术的创新，也是对医院麻醉、消毒、隔离、护理、抗结核治疗技术水平及医用材料的一次全面检验。《成都晚报》《成都日报》分别于当年7月24日、8月12日进行了报道。

医院从铁路局剥离后，一度面临困难。2004年医院收入仅4000万，到2008年才基本实现收支平衡。随着医疗水平的提升，医院在1995年通过了三级乙等医院评审后，创建三级甲等医院就提上了日程。"非典"之后医院重启了"三甲"评审，医院领导班子扭住创建"三级甲等"综合医院不放松，结合医院管理年活动促进创建工作，使管理更加规范、设施更加完善、环境更加优美，医疗质量和服务水平明显提高。到2008年，经过"5.12"抗震救灾工作，医护人员更加凝神聚力、众志成城冲刺"三甲"评审。2009年1月，医院被四川省卫生厅正式批准为"三级甲等"综合医院，实现了几代"铁医人"的"三甲"梦想。

2010年1月，医院划归新成立的成都市医院管理局管理，同年5月24日，根据成都市机构编制委员会办公室《关于将成都铁路局成都铁路中心医院划转成都大学的通知》，成都铁路中心医院成建制划转成都大学，正式更名为成都大学附属医院。

2012年，成都大学新申报的临床医学本科专业正式获教育部审核通过，同年9月开始招收成都大学附属医院首批临床本科专业学生。附属医院作为成都大学医学院的教学医院，并挂牌成都大学临床医学院。

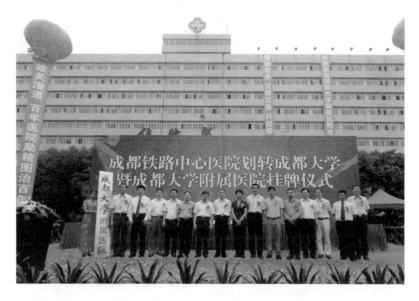

成都铁路中心医院划转成都大学暨成都大学附属医院挂牌仪式

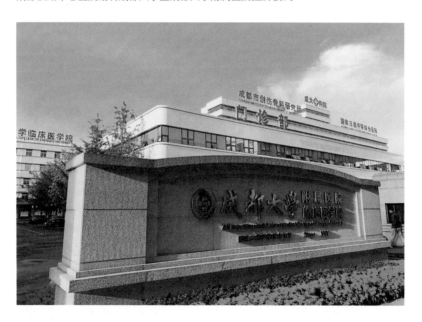

今成都大学附属医院大门

【圣修百年仁医】

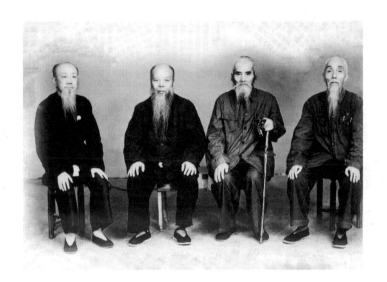

杜自明（左二）与蒲辅周（右一）等成都四大名老中医合影

● **周恩来夫妇与"杜氏骨科"杜自明**

杜自明（1878—1961）出生于满族骨科世家，自幼习武，并随父学习骨科医术。

杜自明早期行医最为人津津乐道的是发生在 1931 年成都女子师范学校的一起塌楼事故。当时受伤者过百人，经杜自明逐一治疗，无一例死亡，无一例残疾，成为当时的奇迹，杜自明也被誉为神医。1916 年，杜自明在成都柿子巷 10 号创建了杜自明诊所，带领女儿和学生行医。在行医过程中，他宅心仁厚、毫无保留。1956 年，为响应政府走合作化道路号召，杜老的子弟们组建了成都市西城区柿子巷正骨联合诊所。1957 年，迁至东御街，成立骨伤专科医院。

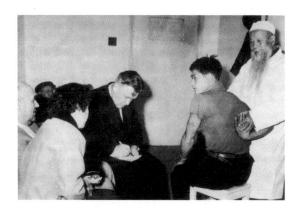

杜自明（右一）为国际友人讲授中医骨伤传统诊疗技术

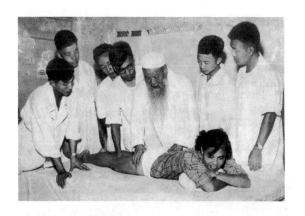

杜自明（左五）为学生授课

　　杜自明在理伤正骨技术方面之所以有较深造诣，和他良好的武功基础息息相关。杜自明一贯坚持手法治疗和患者练功相结合的治疗原则，在临床疗效方面获得患者一致好评。杜自明非常重视"练功"，他强调的练功，包括医者与患者双方。医生本人坚持练功，目的在于锻炼强健的体魄，以期能够胜任繁重、多样的临床治疗工作。同时，病人也要遵照医嘱有针对性地配合体功锻炼，进而达到增强体质、加速病体康复、巩固疗效和预防复发的目的。二者相辅相成，相得益彰，往往收到事半功倍的效果。

　　杜自明重视、强调上述原则，并不意味着排斥药物疗法，他对药物治疗也给予足够的重视，即遵循中医辨证论治法则，从病人整体情况出发，做到内外兼顾。他所用的家传伤内外医方就是根据这个法则制定的，是中医整体治病观念在骨伤科临床的集中反映，也是杜自明理伤续断治疗的显著特点。

　　成都解放后，杜自明满怀激情地担任了西南铁路工程局基地医院特约医师。不久，又兼职于四川医学院骨科，从事中医骨科临床教学工作。杜自明在成都铁路局中心医院工作了四年，还创办了东门街骨伤科专科联合诊所（现成都市第一骨科医院）。

　　1955 年，卫生部组建中医研究院，广泛邀聘全国各地知名中医专家参

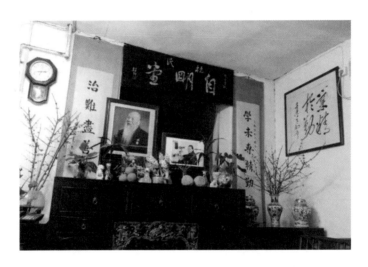

杜自明在柿子巷的故居（成都市金牛区地方志办公室提供）

加中医的整理研究工作。1956 年，经邓小平、贺龙推荐，八十高龄的杜自明进京，在中医研究院创建骨科并任主任。他一方面为患者治病，带徒弟传授医道；另一方面还参与国家领导人的保健工作。

　　铁道兵司令员李寿轩中将多年的脊椎病被杜自明治愈后，下令铁道兵 8 个师各派一名骨科医生来京向他学习。北京很多舞蹈家和运动员，如陈爱莲、

白淑湘、郑凤荣、李富荣等都曾经接受过杜自明的治疗。他在成都时被选为成都市人民代表，在北京时被选为第三届全国政协委员，还著有《中医正骨经验概述》《扭挫伤治疗常规》等著作。

1961 年，杜自明在北京去世，周恩来总理参加了追悼会。

杜自明的杜氏骨科与郑怀贤郑氏骨科、杨天鹏杨氏骨科、何仁甫何氏骨科并列为成都著名的四大骨科，现在人们在宽窄巷子附近的柿子巷，依然能看到杜家后人行医的杜氏骨科和杜家旧宅。

● **邓小平与亦师亦友高诚宗**

高诚宗（1905—2001），女，字述先，出生于成都华阳，农工民主党党员。因父亲过早去世，年轻的她便从小学教员改行学医。先师从张先石，三四年后跟成都名老中医黄柱臣学医。由于她勤俭节约，加上从不拿一分钱，在众多弟子中，深得老师信任，不仅管理诊所账务，还深得黄老先生真传。1956年受邀到成都铁路局中心医院开创中医外科。

成都市解放后，第一任市委书记郝德青得了一场怪病，身上奇痒难忍，各大医院久治不愈，最后找到曾是地下党员的名老中医王文鼎，王文鼎又找到中医外科名医黄柱臣，黄推荐高诚宗为其治疗。市卫生局的干部拿着高诚宗开的药方，走遍成都市大小药店，但结果都是药剂师拒绝给药，因为药方开的有几味是毒药。卫生局长找王文鼎救助，王说这是以毒攻毒的猛药，我负责给你买。果然药到病除，自此，高诚宗敢用猛药治重症的名声开始在业界流传。

其实，高老的真功夫不只这些。高老不仅长于外科按摩、接骨，擅长医头上、脚上、背上、鼻三角区等处的各种怪疮，还对在今天看来大多还是疑难杂症、令人恐惧的骨髓炎、股骨坏死、骨结核等病有自己的治疗体会和经验。

1963 年，以中共中央总书记邓小平为团长、彭真为副团长的中共代表团，赴苏联访问期间路过成都，下榻成都西郊的金牛宾馆。当时国家困难重重，中苏关系处于微妙紧张状态，忧国忧民的邓小平、彭真连日来操劳过度，吃不好、睡不好，严重失眠了。高诚宗接到通知："高老，请你去给两位病人看看病。"高老并不知为谁看病，没换衣服，身着平时的蓝布大襟衣、蓝布裤子出发了。到了门口，门卫盯着这位"农妇"盘问，老半天才放行，似乎不相信这就是四川省请来的专家。高老意识到这肯定是上级领导，很认真地

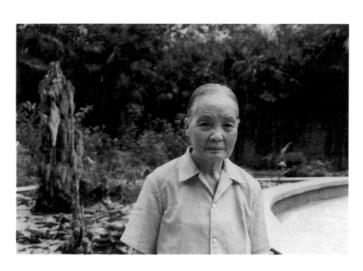

高诚宗医生

为他们按摩，按着按着，两位先后睡着了，多日来第一次香香地睡着了。两位"病人"没说一句话，高老也没说一句话就走了。

这既普通又不普通的一次出诊，高老过后就忘记了，但政治并没有忘记她。"文革"期间，高老连带高老的学生遭到史无前例的批斗，她们成了邓小平"黑帮分子"。理由很简单，说成都这么大，这么多医生，为什么不找他们看病，而偏偏找到你看病，不是黑帮分子是什么。高老有口难辩，后来才明白，给邓小平、彭真看病是高老的一位朋友引荐的，这位朋友就是当时四川省委书记李井泉的爱人肖里。

"文革"后，邓小平来成都开会，专门看望高老。在高老八十五岁生日时候，邓小平夫人卓琳专为她题词祝贺。后来中央要调高诚宗到北京工作，而高老不愿意离开故土，就这样留在了四川。

自20世纪80年代起，高老多次到北京，为中央领导看过病。每次去少则两三个月，多则半年以上，仅有一次住在总参客房，一般都是住邓小平家里。

有次给邓小平看病，仅小几个月的高老对邓小平说："我给你看病，你要答应我两个条件，就是不准抽烟，不准喝酒。"邓小平说："高大姐，那咋成，我出去人家要给我烟，给我酒。"高老权威似的说："你就说是我说的，是医生说的嘛。"邓小平只好说："那好，我答应，我说是你说的。"后来，高老每次回忆此事，都风趣地说："我晓得，其实是邓副主席豁（四川方言，意为善意的哄骗）我的嘛，他出去还不是要抽烟喝酒，戒不了的。"

一次，高老给杨尚昆看完病后，回到邓家，进庭院时大家正准备照相，工作人员叫她不要进，她大声说："怕啥子，我又不照相。"挤了进去。摄影师见了，忙说："高老快来，大家坐成一排正在等你。"她走过去，站在葡萄架下，邓小平见了，腾出一只抱着小孙子邓卓棣的手，拉住高老的手，叫她挨着坐，高老用一口四川话开玩笑说："我挨着你干啥子嘛，让卓琳挨着你，我挨着卓琳坐。"此后，高老家中一直珍藏着这张历史性的照片。

同高老神奇的医术一样，被成都人广为传送的，还有她崇高的医德和人品。20世纪80年代，成都一名小学生王驰，因为被同学欺负，摔倒后骨折，腕关节脱臼，找到高婆婆。高老轻轻地一阵按摩，给她吃了点中药就好了，分文不取。给病人治病，遇到困难的，高老还拿钱给病人买药，对远一点的农民，高老还二话不说，赠之以盘缠。困难时期医院很少有名贵药材，即使有，绝大多数病人也吃不起。因此，高老常买些麝香、牛黄、虫草等名贵药材，配成药丸，遇到重症、绝症患者，便从柜中、衣袋中拿出相送。医院当年曾流传着这样一句话："有大病去找高老，她包包里的药给你掏点就好了。"

参考文献

[1] 彭雄. 流沙河谈树德中学二三事 [J]. 巴蜀史志, 2013, (6):58-59.

[2] 洪克林. 从成都平安桥天主堂看中西文化的交融与近代教会中国化的努力 [J]. 中国天主教, 2018, (1):18-19.

[3] 钟钢, 胡大牛. 1895年"成都教案"简述 [J]. 四川文物, 1992(04):64-66.

[4] 杜满希. 法国与四川：百年回眸 [M]. 成都：成都时代出版社, 2007年.

[5] 浅夏. 圣修医院与一代名医 [EB/OL]. [2018-11-01].http://www.sohu.com/a/227425812_99993851.

天府文化　百年成都

Tianfu Culture, A Century-old Chengdu

精诚厚德 三院初心
——成都市第三人民医院

"凡大医治病,必当安神定志,无欲无求,先发大慈恻隐之心,誓愿普救含灵之苦。若有疾厄来求救者,不得问其贵贱贫富,长幼妍蚩,怨亲善友,华夷愚智,普同一等,皆如至亲之想。亦不得瞻前顾后,自虑吉凶,护惜身命。见彼苦恼,若己有之,深心凄怆。勿避险巇、昼夜、寒暑、饥渴、疲劳,一心赴救,无作功夫形迹之心。如此可为苍生大医,反此则是含灵巨贼。"

——孙思邈《备急千金要方》

【历史渊薮】

在成都市中心青龙街南侧成都市第三人民医院内,致敬医师文化墙上"大医精诚,厚德积善"的院训赫然入目,一千三百多年前孙思邈在《备急千金要方》提出的"大医精诚"成为医院行医处世近百年的文化基因和至高推崇。从硝烟弥漫战争年代的初创,到新中国成立后和平年代的传承,再到奋勇拼搏年代的进取,医院一步一个台阶在成都医疗和老百姓心中走出了自己的特色和印记。

● 四更院名

1937 年卢沟桥事变标志着抗日战争的全面爆发。8 月 13 日，日本海军陆战队进攻上海，国民政府在南京宣布全面抗战。77 天后，上海失守，淞沪会战以国民政府军队的溃败告终。上海的陷落意味着国民政府首都南京已经不可守，蒋介石在国防最高会议上发表《国府迁移与抗战前途》演讲，明确表示国民政府将迁都重庆，并依托四川建立一个抗战的后方基地：

> 四川因人口之众多，土地之广大，物产之丰富，文化之普及，可为西部各省之冠，所以古称天府之国，处处得天独厚，是中华民族立国的根据地，宜为抗战之大后方。

西迁四川的除了庞大的机关和复杂的公职人员，还包括众多工厂和寄托民族希望的大学。这场高校内迁，是为抗日救亡、复兴民族而进行的史无前例、中外罕见的教育大转移和知识精英大转移。据统计，抗战时期内迁高校 120 所左右，落脚或迁入成都的约 10 所。这场大转移不仅保存了中国高等教育的命脉，成为中国现代教育史上不可缺少的一页，也因先进科学技术的流入和各界精英的汇聚，深远而持久地影响了西南地区文化教育、经济社会和科技进步。成都市第三人民医院的诞生就与这场伟大的转移直接相关。

抗战爆发次年，中央大学医学院、金陵大学、金陵女子文理学院、齐鲁大学辗转内迁成都，借华西协合大学校舍联合办学。"五大学"中设有医学院的中央大学、齐鲁大学和华西协合大学组建"三大学联合医院"，仁济男医院、仁济女医院和存仁医院作为"三大学"医学院临床教学及实习的主要基地。"三大学联合医院"混合施教，取长补短，促进了各校的恢复和发展，也带来了四川高等医学教育和公共医疗的繁荣。医院开设内、外、妇、儿四大主科，成为当时中国水平最高的医院，中央大学医学院院长戚寿南任总院长。

"三大学联合医院"在 1941 年 8 月协议期满，中央大学医学院为增加学生实习机会转为独立办学，院长戚寿南在定址、经费、设备、人员等都举步维艰的情况下筹办中央大学医学院附设医院，即成都公立医院——这正是成都市第三人民医院的前身。成都公立医院按照当时北京协和医院的管理模式设立董事会，由时任四川省政府主席张群任董事长，戚寿南和陈志潜任副董事长，戚寿南任院长。设置病床 200 张，开设了门诊部、内科、小儿科、皮肤科、眼科、耳鼻喉科、精神科病房，另在老西门外花牌坊街南薰巷设立分院，开设外科及妇产科病房。

成都公立医院成立不久，就经历了成都霍乱流行重大考验。霍乱这种烈性肠道传染病，传染源来自被污染的水、食品、手、苍蝇等，来势极为凶猛，感染霍乱病菌的患者，常常会在几个小时之内腹泻脱水致死。作家谢开体在《霍乱横行成都》里描写道：

　　1945年夏，成都地区连降暴雨，许多低洼地带积水盈尺，特别是东门的珠市街、南门的柳荫街、市中区的祠堂街及府河沿河一带，均成泽国。祠堂街撑起了木船，许多贫民的矮房、窝棚，一夜之间即被狂风恶浪摧毁、吞噬，这场百年不遇的暴雨，使上千万良田被淹，数以万计的人无家可归，哀鸿遍野。暴雨过后毒日暴晒，高温扑来，火辣辣的太阳把许多在暴雨中死去的家畜晒得臭气熏天。很快，一场霍乱开始袭击成都。

　　由于病患过多，成都公立医院在医院旁的政府监狱内，临时成立了一个霍乱病房。医师、护士日夜奋战，救治病人；中央大学医学院师生则分兵数路，赴简阳、内江、自贡、荣县、乐山等地农村抢救百姓性命，并在这次行动中根治了当地的一些流行病。

　　抗战胜利后，戚寿南院长急返南京，代表中央大学从日军手中接收并恢复在南京的办学，成都公立医院由四川省卫生处接管。成都公立医院在原址和留川人员基础上，由时任处长、公共卫生学专家陈志潜用四川省主席张群划拨的一万七千美元扩建为四川省立医院，原中央大学医学院黄克维选择留

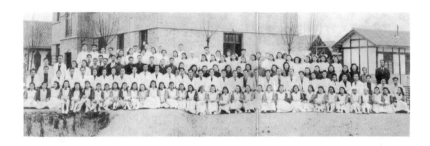

1948年四川省立医院全院员工合影

蓉继续医疗事业，担任四川省立医院院长。1946 年，医院由正府街迁至成都青龙街 103 号（原南熏小学内），即现三医院东面一部分。医院迁往青龙街后，将署前街西口与青龙巷相接处的清代成都县老监狱也被当作医院的病房使用，条件十分简陋，人称"雀笼子"，加之当时医院药品短缺，人心浮动。院长黄克维一面管理着医院的日常行政事务，鼓励医护人员开源节流，另一方面坚持每天查房，不断学习新知，鼓励医院人在"雀笼子"里"修身习武"。因为这段经历，黄克维成为后来三医院人不断提到的"老院长"，他本人也在远赴哈佛大学医学院学习后，成长为我国神经病理学创始人。

　　1949 年 12 月 27 日，成都和平解放，四川省立医院由中国人民解放军军代表接管，医院更名为川西医院。

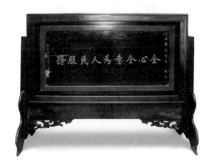

川西医院授名时，华西协合大学赠送的纪念牌匾，现存于成都市第三人民医院

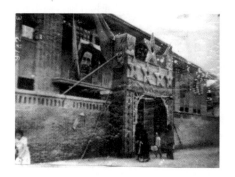

1950 年川西医院门诊部

　　川西医院成立之初正值抗美援朝战争打响。医院秉承"为人民服务"的精神，谢锡瑹院长与华西校友杨振华医师在成都组建了以骨科和胸外科医生为主的四川省抗美援朝外科手术队，一行9人加入中国人民抗美援朝总会卫生工作委员会国际医疗服务队。当时的《川西日报》报道了医院组织"前线医疗手术志愿队"和职工志愿上战场的高涨热情。

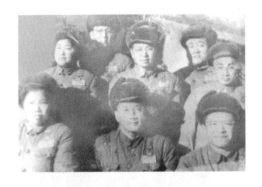

1951年谢锡瑹（第一排中）带领医疗队在抗美援朝前线

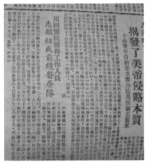

《川西日报》对川西医院成立前线医疗队的报道

　　新中国领导下的川西医院焕然一新。医院制定了全院性八项日常制度；实行病房分科，将过去护理人员每月的调换病房改为长期分科护理工作，形成了现代专科护理的雏形；实行科主任负责制，将医院三级领导制落到实处，科主任领导全科人员，每周检查工作，开展批评和自我批评，发现问题、解决问题。全院职工工作热情空前高涨，主治医师的工作时间常常超过8小时，住院医师则到10小时、甚至12小时以上。由于医生和护士对病患的无私奉献，医院在市民心中获得了良好的口碑，承担了当时成都市百分之七八十的门诊量。医生和病患的悬殊比例给川西医院造成了许多困扰，门诊定额挂号制就此应运而生。川西医院将每个科室的日门诊量公布在报纸上，实施仅一个星期，挂号与诊室混乱的现象就得到缓解，医生也降低了误诊率和工作强度。随后改进实施的门诊预约挂号制度，让医疗资源得到了更好的利用。

　　1952 年 10 月，川东、川南、川西、川北四个行政公署合并成立四川省，川西医院更名为四川省人民医院。

　　为扩大省内医疗卫生事业，1954 年，四川省人民政府拨款 170 多万元，在成都西门青羊宫对面荒地上修建新医院，并将青龙街四川省人民医院的医务人员、设备一分为二，主体（各学科、行政及后勤部门人员 265 人）及院部机关、印章、档案、病案资料、图书等迁至青羊宫新址，发展为现今四川省人民医院。余下机构及人员 100 人、房屋、设备等留在青龙街，交由成都市人民政府管理，1955 年更名为成都市第三人民医院。

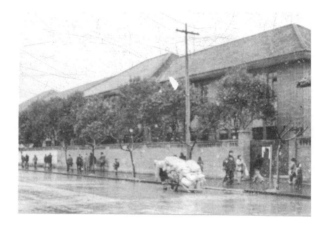

1952 年扩建后的门诊部

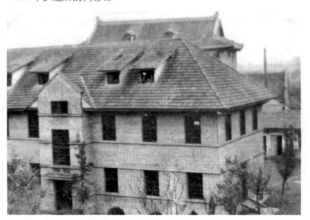

新中国成立初期的川西医院外科和妇科病房

● 迈步从头越

人员和设备的一分为二，给新成立的成都市第三人民医院带来极大考验，补充人才和提升技术成为医院发展的头等大事。

当时的四川医学院（现四川大学华西医院）学生毕业前都需要找临床实习单位，三医院因拆分缺乏医护人员，在这样的背景下，时任院长昝耀明与四川医学院签订教学医院合同。合同规定，双方指派医教水平较高的高、中级人员组成内科、外科教研组，组长由川医副教授以上的医师担任，并兼任三医院的内、外科主任，全面领导实施医疗和教学工作。川医的学生如果被三医院看中，可以经过临床培养后留下来直接上岗，曾担任三医院院长的杜传礼、党委书记李载容都是那个时期到三医院来锻炼的川医学生。李载容回忆说，"医院头一年采取住院医生制，一天 24 小时必须待在医院，只有星期六才能回趟家，每个住院医生要固定分管 10 至 15 张床位的病人，不管白天还是晚上，这些病人都归我们负责"。李载容说，尽管住院医生很苦很累，但倾情付出让每个人都无比自豪。这就是当时被医院称为的"魔鬼训练法"。1956 年到三医院工作的阳启茂老先生回忆到，"当时医院工作每周有两个晚上的业务学习，只有星期天休息，有时候星期三还要义务劳动。有次医院组织去看电影，我们就坐在电影院睡着了。""那时护士们几乎包揽了照顾病人所有的活，清洁卫生、给病人洗脸洗脚、换床单，再脏再累也毫无怨言。有时候人手不够，主任们也要去做清洁。"

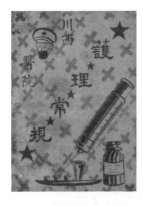

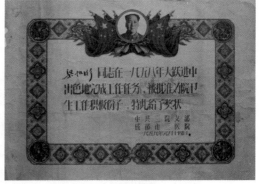

川西医院时期编纂的《护理常规》

1959 年元月，三医院为卫生工作积极分子颁发的奖状

除了补充人才，还要提高医疗技术。医院成立"技术革命"领导小组，指标层层下达，每个科室都制定技术革新计划，每一周到半月汇总一次情况，张榜公布，纳入考核评比。为了营造声势，医院三次组织召开"打擂比武"大会。除了医院自己的员工参赛，还专门邀请上级领导和兄弟医院的同仁前来"观擂"。各科室或个人准备精细、成竹在胸，摆台设擂，不服输的，上台挑战，你拼我搏的新风气深入到每位医务人员心中。仅一年，革新项目近千项，涉及医疗、护理、管理、总务、财务等各个方面，形成发明、替代、论文、个案报告、专病综述、单方验方研制与应用、新技术、新疗法等多种成果。

因为有重视人才的眼光、有如此严格的训练、有医护人员的齐心协力、有拼搏革新的热情，三医院很快度过了最困难的时期，在新建后仅一年，医疗技术水平就有了极大进步，门诊量逐步增长，为医院在成都市级医院中保持领先打下基础。

● **改革新天地**

随着改革开放的深入，医疗卫生系统也进入到一个全面发展的阶段。动力与压力互现，机遇与危机并存。

首先是硬件设备的完善。改革开放之初的三医院，只有一幢三层楼的住院部和两层的门诊楼。为了培养新人，医院历经曲折，专门修建了一幢教学楼，即现在的行政 1 号楼。又在申请到部分拨款的情况下，全院压缩开支，自筹资金，前后历时五年，再修一幢外科大楼。到 1980 年代，得到市政府支持，修建了新的门诊大楼和内科住院大楼，即现在的住院 1 号楼。

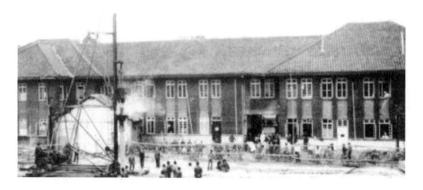

1986 年 10 月，新建的门诊楼打下第一根桩

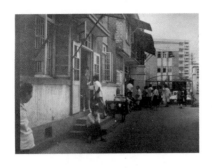 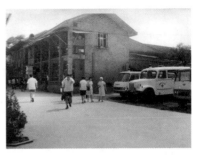

成都市第三人民医院旧貌，摄于1986年　　成都市第三人民医院拆建前的两层门诊楼，摄于1986年

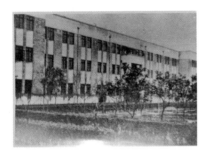 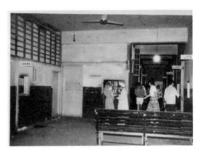

20世纪80年代的成都市第三人民医院住院部　　成都市第三人民医院儿科门诊旧貌，摄于1986年

其次是推进体制、人事、分配等制度改革。医院确立了"医疗是中心，教学是基础，科研是关键"的基本方针，对管理干部实行聘任，设立专门分管科教工作的副院长，成立科教科协调全院的科研、教学管理工作及活动，制定出"以心血管病防治研究为重点，血液系疾病、创伤及显微外科、心胸外科、肝胆胰外科为特色，带动和推进全方位科技发展"的中长期规划。虽然条件艰苦，但精细化的管理挖掘了人员的潜力，三医院在当时连续四年门诊量都排在市级医院第一。

三医院是成都市级医院中第一所正式挂牌的"三甲"医院，这是三医院人颇为自豪的一件事。1989年3月全院干部大会上，对三医院影响颇深的

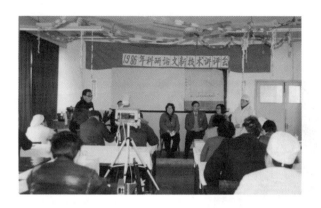

1986年举办的学术年会

老院长杜传礼首次谈到了创建"三级甲等"的想法。所谓凡事预则立,不预则废。为了将准备工作落到实处,三医院当年就对各项工作做了具体分工。围绕工作制度、服务态度、服务环境、服务质量等严格落实分工,成立老年病专科、肿瘤科、烧伤专业组、营养科、核医学科和小儿外科等短缺专科。1991年,杜传礼卸任,吴发琼继任,这位主动援藏18年、后来被三医院人交口称赞的女院长将创"三甲"推向了深处。医院根据"三甲医院"要求,完善了100多项规章制度,各科室每个月都要数次对照检查。如今老一辈三医院人还能记得,当时在各个科室都能看到一份医院印发的"三甲医院"标准,要求大家每天学习细读,参照执行。每周三的下午,吴发琼会早早来到病房,和20多位科主任、科内专家以及职能科负责人一起,对科室实行全面质量考核。这种以指标来综合评价考核的管理方式大大提高了医院的管理效率,调动了大家主动参与管理和提高医疗质量的积极性。在大家的努力下,当时来院的病人对医院称赞不已,有病人曾说,"我们就是冲着三医院医疗技术精,服务态度好,拒收红包的作风来住院的。"在三医院人提出"三甲"目标的四年后,1993年11月,医院正式举行"三级甲等"挂牌仪式。

创"三甲"评审促进了医院在学科上的大踏步前进,经历了医院一路改革发展的干部也锻炼成为行业内的佼佼者。从20世纪90年代至今,市一医院、市二医院、市五医院、市六医院、市七医院、市九医院、市儿童医院、市妇幼保健院等几乎遍布成都市级医院,都有在三医院成长并从此输出的管理人才,在新的岗位发光发热,三医院可谓"干部的摇篮"。

【大医精诚】

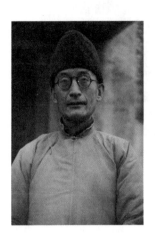

中央大学医学院院长、"三大学联合医院"院长、成都市第三人民医院首任院长戚寿南
（图片来自网络）

● 戚寿南与三医院创立

20世纪上半叶闻名中国医学教育的四大品牌"北协和、南湘雅、东齐鲁、西华西"全都有"西学"背景，中国医学界的爱国人士渴望创办中国人自己的、与四大品牌相媲美的医学院校。1927年，第一所由中国人创办的医学院——国立中央大学医学院在上海成立。1934年，上海医学院宣布独立并脱离中央大学，中央大学校长罗家伦邀请戚寿南在丁家桥（现丁家桥87号，东南大学医学院校园内）组建新的中央大学医学院。在此后的14年，戚寿南一直与中央大学医学院、与国家命运紧密相连，也因抗战时期中央大学医学院内迁，与成都结下深厚渊源。给成都留下最深远和持久影响的便是创办成都市第三人民医院。

戚寿南1916年毕业于南京金陵大学，因成绩优异获得美国洛氏基金（Roch's Foundation）的推荐并保送到美国约翰斯·霍普金斯大学医学院。作为美国现代医学教育的发源地，无论是一百年前还是现在，约翰斯·霍普金斯大学医学院都是医学生的圣殿。戚寿南是该医学院成立以来的第一位中国博士毕业生，毕业后他赴马萨诸塞州美国麻省总医院进行内科住院医师训练。在美国光明的前途并没有阻止戚寿南报效祖国的决心，他回到祖国，进入与霍普金斯大学医学院有深厚渊源的北平协和医学院，从1922年至1934年，戚寿南一直在北平协和医学院任职，讲授内科学，并任协和医院内科教授。在协和医院工作的12年奠定了戚寿南在中国内科学界的领袖地位，他的早期研究几乎涉猎内科学的各个分支。

1934年，受中央大学校长罗家伦之邀，戚寿南与生理学家蔡翘及生化学家郑集两位教授挺力合作，广延名师，在一无教员、二无教案、三无设备的情况下，一手新建了中央大学医学院。病理学家康锡荣、内科学家黄克维、外科学家董秉奇、放射学家荣独山、神经病和精神病学家程玉等医学翘楚齐

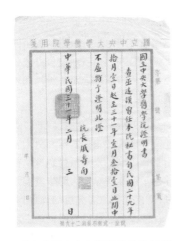 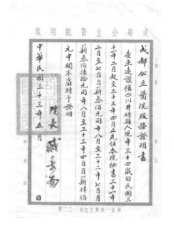

戚寿南任中央大学医学院院长期 间签呈的文件

戚寿南任成都公立医院院长期间 签呈的文件

聚中大医学院，医学院因此在国内享有极高声誉。这就是后来广为传颂的"三间平房起家，三人扛起医学院"的佳话。

正在戚寿南想大展身手时，抗日战争的爆发将他的医学事业指向了大后方成都。中央大学及所属院校全部迁往重庆，由于重庆缺乏医学教学基地，戚寿南等力排众议，征得国民政府教育部同意，在 1937 年 10 月将中央大学医学院迁至成都，是最早到达成都的内迁学校，并于次年 7 月组建"华西协合大学、中央大学、齐鲁大学三大学联合医院"，担任院长。

三年后，"三大学联合医院"协议期满，加之学生日益增多，为解决医学生实习问题，同时加强成都作为抗战大后方的医疗救护工作，戚寿南与时任四川省卫生（实验）处处长、著名公共卫生学专家陈志潜商议，报国民四川省政府批准，以"培养医学人才、救治伤病军民及增进民族之健康"为宗旨，自筹经费、自给设备、自备人才，在各方努力和协调之下，由当时四川省政府提供用地，于 1941 年 7 月在正府街 122 号、军阀杨森所办的私立天府中学的旧址上成立成都公立医院，作为中央大学医学院附设医院。

抗战时期缺医少药时常发生，戚寿南本着普济众生之理念，对广大同胞关怀备至，经常深入到第一线，参与抢救病人，当年在成都，"戚院长"之名家喻户晓。由于他医术精湛，国民党"四大家族"及政府高官亦派专机接送求诊，戚寿南本着挽救生命的精神并不回避，因而有"御医"之称。

抗战胜利，原国民政府委派戚寿南急返南京恢复办学，戚寿南签呈四川省政府"为中大医学院还都在迩，拟将中大医学院与四川省政府合办之公立医院移交四川省卫生处接收"。三医院在公共卫生专家陈志潜、神经病理学创始人黄克维等院长的带领下走入新的发展时期。

从 1937 年到 1945 年，戚寿南在成都的八年两度建院、两任院长，艰苦卓绝的抗战八年也是戚寿南为成都医学事业留下璀璨印记的八年，更为三医院注入了大医精诚的文化基因。戚寿南在南京邀请到的众多医学翘楚，在成都各展才华，不仅为抗战做出突出贡献，促进了四川医学的大跨步发展，也使三医院从一开始就站在一个较高的起点。戚寿南还带来了先进的管理制度。他仿照北京协和医院的规章制度，建立了从住院医师、住院总医师、主治医师到科主任，从助理护士、护士、护士长到总护士长的一整套医院管理制度，最早在成都实施"24 小时负责制"的住院医师制度，对提高教学水平和医疗水平都起了较大作用。这些都成为三医院后续发展的宝贵基础。

2011 年，三医院落成戚寿南先生塑像，让今天的三医院人和成都人，都永远铭记这位医术高超、医德高尚的医院奠基者。

● 杜传礼与心研所

20 世纪 70 年代的一个深夜，正在内科二病区值班室整理一天工作的杜传礼被急促的脚步声打断，推门而入的陈继兴院长急切地说："第二门诊部发生了中毒事件，一批娃娃中毒比较严重，你快过去看看。"杜传礼虽不是儿科医生，但基于医生的职业本能，他立马骑车从青龙街赶到位于草市街的二门诊部。此时的门诊部外已经聚集了上百人，家属们的哭泣和吵闹声混成一片，杜传礼马上找到当时门诊部的徐主任了解情况。时隔 40 多年，杜传礼依旧记得当时患儿的病情。20 多个婴幼儿在注射了青霉素后发生高烧和心跳加速，皮肤潮红，嘴唇干燥，瞳孔散大，但都不像青霉素过敏反应。面对如此危机情况，杜传礼联想到过去在抢救严重有机磷农药中毒时使用大量阿托品后出现的阿托品中毒现象与这些患儿的症状极为相似，从而怀疑患儿有误用阿托品类药物的可能。杜传礼面对生命垂危的孩子们，曾想过请儿科专家会诊或许更稳妥，但孩子们的生命危在旦夕，他更怕因此耽误了抢救时间，于是毅然决定立即试用小剂量的药物新斯的明和毛角芸香碱注射治疗，并严密观察反应。

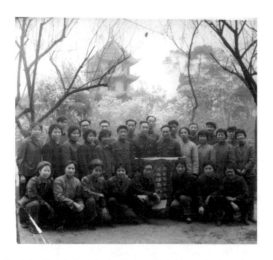

杜传礼（第三排左四）参加 1979 年四川省第一届超声心动图学习班

时间一分一秒地过去，大家怀着忐忑的心情，期待着奇迹的出现。杜传礼至今仍心有余悸：自己的诊断维系着 20 多个孩子的生命。10 多分钟后，大家惊喜地发现，患儿的瞳孔开始缩小，心跳也开始变慢，烦躁不安的状况也渐渐好转，治疗见效了！杜传礼也高兴不已。他接着指导大家逐渐增加药物剂量，到第二天所有患儿都退烧了，心率逐渐恢复，没过多久，所有患儿都逐渐好转，一场危机就这样化解了。两周后才知道，原来门诊部里稀释青霉素的液体瓶，曾装过荷马阿托品，因清洗不彻底，瓶底部有残留药晶体，导致了 20 多名患儿的"中毒事件"。

抢救的成功得益于杜传礼在长期工作中积累的丰富临床救治经验，作为心内科专家，他职业生涯更深远的影响体现在成都心血管病研究所的建立和《心血管病学进展》杂志的创办。

心血管疾病是目前全球第一杀手，死亡人数是癌症的两倍多。中国心血管病患病率及死亡率仍处于上升阶段，病患人数约 2.9 亿，占中国居民疾病死亡构成的 40% 以上。时间退回到 1970 年代，心血管疾病的危害就已不容小觑，但还得不到有效干预及时治疗。1972 年国务院下发通知进行"三病防治"，包括高血压、冠心病、肺心病等心血管疾病，四川省卫生厅将冠心病的流行病学调查任务布置给了三医院。这个命题为三医院一批医务人员提供了一个施展才能的机会，其中就包括了后来成为心内科国家级专家的杜传礼。

　　时任院长贾珍非常重视这项工作，但当时医院除了一部陈旧的心电图机外，并无其他设备。小组工作人员少，工作量大，不得不因陋就简，历时一年多完成了对1084名工人的流行病学调查，证实了冠心病并非所谓的"老爷病"和"少见病"。总结论文在全国冠心病座谈会上交流，受到好评。当时的卫生厅、卫生局也十分肯定和赞赏三医院所做的工作。

　　冠心病流调小组的初步成效极大地鼓舞了大家，也增强了贾珍等院领导的信心，医院决定把心血管疾病的科研工作继续做下去。杜传礼、于新、苏君弼等人在贾珍院长的支持下，走出成都参观先进仪器设备和科研状况。学习回来后，医院旋即与一国防工厂合作，研制出超声心动图仪，并在全省迅速推广应用，极大地提高了心血管病的诊断准确率。1975年，科研小组在研制与开展超声心动图的基础上，完成了对1600例青少年二尖瓣脱垂进行的流行病学调查，是国内最早进行的调研项目之一。在改革开放后四川省召开的第一届科技大会上，心血管疾病研究小组的冠心病防治研究、超声心动图仪的研制和运用获得省科学大会奖。经成都市卫生局批准，三医院的心血管病研究小组建成成都市心血管疾病研究室。

　　科研工作从来都不是一件容易的事。专门做科研，就一定会减少临床工

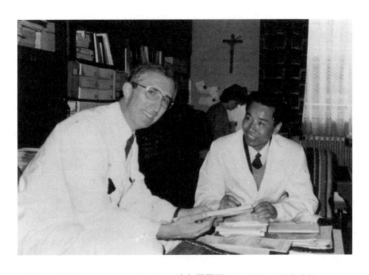

1987年杜传礼（右）在奥地利参加第七届国际电生物抗阻学术会议

作时间，而在科研上能够走多远、钻多深、取得什么样的成果，在当时都是难以预料的。但市三医院有着一批热爱医学、勇于科研、具备前瞻性眼光的医生，逐步加入并壮大了心研室队伍。当时，心研室获得省上或市上的每一笔奖金，都会存到一个存折里，用来购买学习用书，不断提高大家的知识水平。杜传礼每天查房、指导医疗之余总是手不释卷，追求新知。

"8 小时内比临床，8 小时外比学术"的浓郁学习氛围，跟 1980 年《心血管译文》的诞生有着很大的关系。当时成都市医学情报所主办了一本《医学译文》杂志，常邀请杜传礼帮忙翻译文章和撰稿。《医学译文》杂志汇编了内外科、儿科、妇产科等各科的专业内容。杜传礼看后建议："杂志要有一个范围，什么医学消息都刊登，就成科普了，这样究竟让哪一科医生来看呢？"这时，他突然产生了一个念头：我们有心血管疾病研究室，可不可以办本心血管专业的杂志呢？想到做到，杜传礼马上找到卫生局，将自己的想法说了。令人高兴的是，卫生局非常支持将《医学译文》改成《心血管病译文》杂志，由三医院与市医学情报所合办。

起初，杂志的文稿内容由心研室负责，编辑印刷工作由情报所负责。没过多久，全部工作就由三医院心血管病研究室承担。最开始杂志没有人投稿，全靠心研室里的人员自己写。稿件的缺乏，促使心研室团队成员一边搞科研，一边看书、翻译、写综述、写文摘。最早几期《心血管病译文》杂志多数都是心研室团队成员的文章。1983 年，恰逢全国心血管学术会议在成都召开，杜传礼等人将几年来杂志上比较好的文章汇编成册，赠送给全体与会代表，这是对《心血管病译文》的一次极好宣传。当时国内在这方面的杂志少之又少，几乎没有反映国外心血管疾病研究进展的杂志，《心血管病译文》的出现自然引起了业界同道的广泛关注，广获好评。之后，编辑部逐渐收到全国各地投来的稿件，杂志稿源越来越丰富，质量也越来越高，杂志自然越办越好，影响力越来越大。1987 年杂志正式更名为《心血管病学进展》，成为一本全国发行的专业医学杂志，极大地提高了三医院在全国范围的影响力。

随着心研室业务不断发展，水平不断提高，杂志的影响力逐渐提升，扩大心研室，整合心内科和心胸外科，充分发挥技术力量和设备优势，更好为老百姓解决心血管疾病势在必行。经过多年努力，成都心血管病研究所终于在 1991 年建立起来了。此时距离贾珍院长退休已经 7 年，杜传礼担任院长 7 年也即将退休。可以说，心研所凝聚了三医院两任院长大半辈子的心血和精力。如今的心研所，在成都乃至全国已具有较大影响力，是成都市唯一一家经市政府批准成立的心血管疾病专业防治和研究机构。

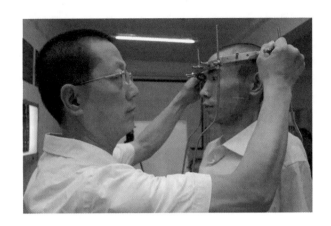

梁益建（左）为患者调整支架

● "感动中国"梁益建

"自谦小医生，却站上医学的巅峰。四处奔走募集善良，打开那些被折叠的人生。你用两根支架，矫正患者的脊柱，一根是妙手，一根是仁心。"这是《感动中国》2016 年度人物颁奖典礼上组委会给三医院骨科主任梁益建的颁奖词。在之前的入围投票阶段，三医院可谓全员沸腾，不过，梁益建依旧是查房、调支架、做手术，没什么变化。当选后，也只是谦虚地摆摆手说："这是种鞭策。"喧哗与沉静间，梁益建究竟是怎样一位医生呢？

2008 年，泸沽湖畔，梁益建在做医疗支援时遇见了患有极重度脊柱畸形的伍才林，作为医者，他不忍看到这个年轻人的生命就如此枯竭。他用一支铅笔、一张白纸，用 40 多分钟的专业绘图解说让伍才林已如死水的心绪重起微澜，他们俩在泸沽湖畔定下了一个美丽的约定。同年 6 月，伍才林被如约接到成都，梁益建帮他凑手术费外并亲自实施长达 9 小时的手术。手术后，曾经不足 1.3 米的"驼背"，直起身来竟然是个 1.78 米的大个子。手术彻底改变了伍才林的生活，伍才林说："以前悲观得不想活下去，现在我看到了生活的希望！"为了铭记生命中的这个重大转折，伍才林改名"伍才立"。

脊柱畸形改变的不仅是人的外形，还意味着呼吸衰竭、心脏衰竭，折叠的脊柱不断侵蚀着患者的生命。从 2008 年治愈第一例极重度脊柱畸形患者，梁益建至今主刀的脊柱畸形手术早已上千例，年龄跨度从 2 岁到 80 岁。慕名来三医院治疗的患者，75% 以上是脊柱侧弯 130°以上、四处求医无门的重度脊柱畸形患者。梁益建的手术打破了既有医学记录，终结了国际公认的"极重度脊柱畸形无法矫正""极重度脊柱畸形合并脊髓畸形无法矫正""极重度脊柱畸形合并极重度呼吸功能障碍无法矫正"三大禁区。他治疗过的病例囊括了极重度脊柱畸形的所有类型，无论是几十年前还是今天，无论在中国还是海外，这些教科书般的经典案例都是难以复制的奇迹。

为了让脊柱矫形走得更远，为了挽救更多患者生命，梁益建在三医院建成"脊柱矫形中心"。他每天坚持早上 7:30 到岗，晚上 7 点过离开，像一根上紧了的发条——查房、问诊、手术、回访，回家研究案例，平均每周施行 5 次手术，每周工作时间接近 100 个小时。

作为医生，梁益建深谙医道是"至精至微之事"，因此他博极医源，精勤不倦；作为医生，他胸怀"见彼苦恼，若己有之"的大慈之心，为病人殚精竭虑。科室里有不少小朋友长期住院治疗，为了让他们不耽误学习，他联系大学生志愿者为孩子补课，还自掏腰包请声乐老师教孩子们唱歌，以锻炼肺活量；对于一些极度贫困的患者，他除了想办法帮他凑齐手术费，每月还自掏腰包给他们几百块的生活费，或者安排他们的亲属在医院做护工以保障他们的住院生活不受影响；病人住院期间，他请来计算机老师，帮助这些身体不便的病患多学一种技能；等病人出了院，他又积极联系爱心人士帮他们解决工作问题。梁益建在治病救人的同时，通过自己的微薄之力，唤起社会有识之士的爱心，为经济窘迫的病员家庭募集 1500 余万元的公益基金。

职业生涯三十多年，从一名普通医生攀上脊柱矫形领域最高峰，正如他自己轻描淡写地说道："别人问我为什么可以做到，我唯一可以介绍的经验就是'坚持、不放弃'，我一步步地走，边走边总结经验，就像攀登一座高峰，虽然经历了很多坎坷，但坚持下来，回头一看：我一不小心竟然到达了别人从未抵达的高度！"

从 1941 年抗战烽烟中一路走来的成都市第三人民医院，不管世事如何变迁，医院和医护人员对生命的尊重和救治病患的初心始终不变，首任院长戚寿南和众多医界名流为医院树立的"大医"精神，在时代长河中越流越宽、越流越远。

参考文献

[1] 覃红霞. 抗日战争时期高校内迁探析 [D]. 西南师范大学,2002.
[2] 徐国利. 关于"抗战时期高校内迁"的几个问题 [J]. 抗日战争研究,1998(02):122-139.
[3] 徐国利,汪锋华. 近二十年抗战时期高校内迁研究述评 [J]. 民国研究,2016(1):209-222.
[4] 成都市第三人民医院. 大医之道（内部资料）. 成都: 成都市第三人民医院,2011.

天府文化　百年成都

Tianfu Culture, A Century-old Chengdu

一柄柳叶 百剂千方
——成都市第一人民医院

一个关于成都市第一人民医院的趣闻这样说，一个外地人带着上级安排的工作，到成都去考察调研"成都市第一人民医院""成都市中西医结合医院""成都中医医院"三所医院。到成都找了很久才发现，这三所医院竟然是同一家医院。

为什么三家不同名字的医院是同一所呢？或者说，为什么一所医院会有三个名字呢？在成都这座千年古城，既能手持"一柄柳叶"开展现代西医诊疗，又能炮制"百剂"开出"千方"传承发扬传统中医，融贯中西医的成都市第一人民医院，从筹建、创立到发展经历了哪些耐人寻味的故事呢？

【中西并举话溯源】

初创于 1942 年的成都市第一人民医院原名"成都市立医院",因其是成都第一家市立医院而得名,在 1953 年更名为"成都市第一人民医院"。要说一医院的故事,那要从 1926 年的艰难筹建开始。

● 艰辛筹建十六载

20 世纪 20 年代中期的成都,除去学生和驻军,成都市光是居民就有 40 万人左右,公立医疗保障严重不足。当时,汽车已经进入成都,车祸伤人事件时有发生,发生交通事故无处救治;市民在公共场所犯病,民众无处送医;大型医疗事故无处救助,受伤严重的病人得不到及时的治疗;实习医生和助产士无实习场所;市区贫民生疮害病,没有大规模的市立医院统筹兼顾,只能靠教会医院和私人医馆。市民兴建医院的呼声很高,在这种情况下,创建一所市立医院势在必行。

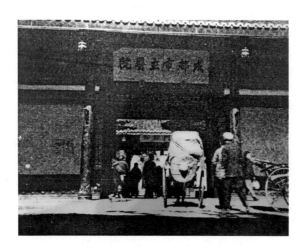

成都市立医院大门 1942 年摄

　　1926 年 12 月，市立医院董事会成立，公推尹仲锡为董事会总务主任，陆景迁为总务副主任，张立先为财务主任，曾焕如、刘豫波、文海云、陈孟甫、刘万钟等为董事，共同商议医院筹建事宜。然而，成事难也。没有钱财，医院的建立也是巧妇难为无米之炊。市立医院董事会众人头脑风暴，集思广益，最终想出一个法子，以解资金的燃眉之急。

　　1929 年，市府财政局为筹建市立医院向全市电影院、剧院、茶园等商户抽捐，凡是在本市从事电影业的商户，都必须按规定缴纳附加捐。进入包厢看电影的客人每座需要征收 8 仙捐（1 仙捐相当于现在的 1 分钱），在大厅看电影的客人每座需要征收 4 仙捐。后来，市府又下文要求"渝钧乐剧院"从 10 月 4 日起每日缴纳大洋六元，"悦来茶园"每日缴纳大洋四元以此填补建立市立医院所需的资金缺口。1930 年 1 月 21 日，市政公所召集全市绅民组织建立市立医院筹备委员会。

　　虽说筹建经费得到初步解决，但随筹建工作的推进，经费开支越来越大，不论是医药品的消耗还是人员聘请费用都有比较大的缺口。1940 年，四川省卫生实验处处长陈志潜为市立医院经费问题向省政府呈文称："成都市人口激增，而尚无设备充实之公立医院，以应需要可否由钧府令饬该府就 30 年度增列之卫生经费改办市立医院。"希望政府为适应医疗需要可以下令相应部门将 30 年代增加的卫生经费，用于改办市立医院。

　　1942 年，随着国民党政府内迁至重庆，政府机关人员和前方战斗人员不断聚集到达成都，成都人口急剧增加到 70 万人以上。加上战乱以及空袭，医疗需求急剧增加。6 月，成都市政府委派专员喻季冕为市立医院筹备主任。喻季冕（1907—1967），营山县人，是毕业于德国柏林大学的医学博士，曾就职于成都仁德医院，是早期将西医带到成都的留学归国人员之一。在喻季冕的带领下，经过两个月筹备，克服诸多困难，借用今天的小南街小学，在小南街 72 号，于 8 月 1 日正式成立成都市立医院，喻季冕成为医院的第一任院长。医院面西背东，西邻包家巷，南邻君平街，北接祠堂街，东与少城公园（现人民公园）紧邻。

　　从筹备到建立，已然经过了 16 年的悠悠岁月。

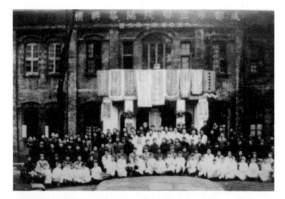

成都市立医院春熙路院址启用 1950 年摄

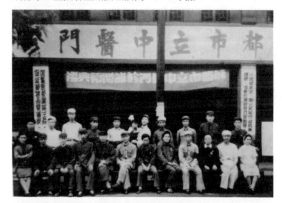

成都市立医院中医门诊 1951 年摄

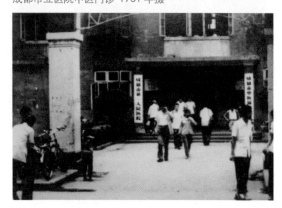

成都市立医院更名为成都市第一人民医院 1953 年摄

● 医院的发展

1944 年 7 月，洪壁在成都市临时参议会第四次大会第十六次会议上建议市政府用不急需的经费作为建筑和设备经费，扩建成都市立医院，但未获得通过。

1946 年，医院迁至新南门对面的龙江路 20 号原新村小学校址。医院面北背南，东邻九眼桥，西邻小南街，东面为空旷区域。新中国成立之前的市立医院处于急需建设的状态，不仅面临外部其他医院的冲击，还有内部人员短缺，技术设备落后，经费缺乏带来的各种挑战。

1950 年 1 月 16 日，成都市军管会军事代表何孟烈接管医院，对医院实行军事管理制。同年 8 月，医院搬迁到春熙路东段 16 号，占地面积 4749 平方米，上级拨款培修房屋，充实人员及设备，为医院发展注入了新的生命力。院长由成都市卫生局副局长张宝元兼任，副院长为张光鑫、冯佩璋。设有病床 80 张，设有内科、外科、妇产科、儿科、牙科、药房、化验室、总务股等。1953 年 1 月 24 日，医院正式更名为成都市第一人民医院，由李超任院长，冯佩璋任副院长。

● 中西医结合的源流与发展

自古中医医生师徒制的传承方式受到西医冲击，作为公立医院，成都市第一人民医院承担着发展传统中医学、中药学的任务。医院邀请了以"八大活宝"为代表的中医名家加入医院，开辟了医院中西并举的道路。

一医院注重中医和西医相结合，坚持两种理论指导，探索具有我国特点的医药学，防止费医存药"纯化学""纯药剂"的偏向。医院于 1958 年"大跃进"后成立中药剂型改革研究室，系从其前身原中药房制剂室中抽调 4 名工作人员组建起来的。随着业务的不断发展，人员、设备相继增加，1979 年 8 月正式成立中医药剂型研究室，由冯菊农担任主任，欧剑中任副主任。研究室在艰苦条件下，创新一批中药制剂，从 1970 年制备"618"注射液及少数中药针剂，逐渐发展起医院自身独有的主要制剂。出品具有"老药物，老特点，老功效""新方法，新剂型，新给药途径"三老三新特点的药剂。1984 年中医药剂型研究室人员配备到位，部门基本完善。包括主管药师 2 名，药师 8 名，中药师 2 名，护士 1 名，工人 2 名，内设制剂组，药检、分析组，药理组三个部门。

中药剂型改革研究室的成立及其发展代表着成都市第一人民医院中医学的主要成就。从 20 世纪 70 年代刚成立时简陋的"三个搪瓷盆"煎药设备到如今先进的现代设备，从 70 年代"681"补血 1 号、"7053"等注射液到100 多种安全无毒药剂的发明，中医走向中西医结合，彰显出医院中西并举的特点。

正因这一发展特色，成都市第一人民医院在 1985 被成都市卫生局命名为"成都市中西医结合医院"。

● **成都中医医院的缘起与发展**

就在第一人民医院发展中医药，走中西并举之路的同时，成都中医医院也经历着自身的创建与发展。翻开这本由钢笔一笔一画手书记载下的《成都市中医医院院志》，似乎还能从散发墨香的字里行间和记录光阴的旧照片中，回望到成都中医医院的缘起与发展。

1956 年秋，成都市卫生局中医科科长钟立嵩，被派到成都市卫生工作者协会工作期间，及时向上级领导反映占卫生工作者协会 35.5% 的中医会员的呼声：组织成立"中医门诊部"。成都市卫生局支持并批准成立"成都市卫生工作者协会中医门诊部"，由钟立嵩、张卓凡、杨无疆等组成筹备组，

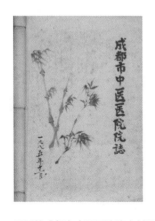

手写体成都市中医医院院志封面

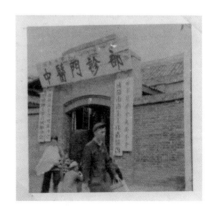

卫协中医门诊部

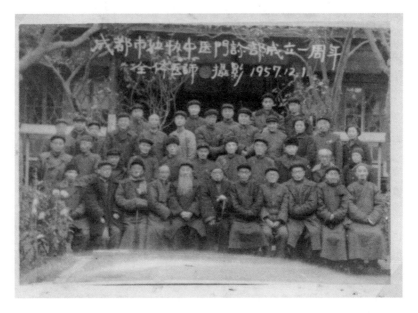

卫协中医门诊部成立一周年全体医师合影 1957 年摄

于 10 月开始工作。一开始的资金来源，仅有从成都市卫生工作者协会借的 700 元。

　　筹备组随后与各在职中医医生，如成都市第一人民医院的卓雨农、张澄淹、王祉珍，第三人民医院徐梓枸，四川省人民医院杜琼书，以及个人开业医师王慧安、谭昭文、伍质忻、夏质彬等取得联系，邀请他们担任义务诊病工作。并且于 11 月 11 日在卫协召开座谈会，就成立"门诊部"的目的、"义务"诊病形式和筹备工作，作了详细汇报和广泛征求意见。会议倡议得到与会者一致认可，大家一致赞同在党和政府领导下，团结起来，研究中医学术，培养下一代新生力量，为人民卫生事业服务，是应尽的义务。会后立即以"卫协"名字，专函给"义诊"医师所在医院联系，征得同意，并给在职或个人开业的"义诊"医师发送聘书。

　　"义诊"没有报酬，收入用于维持学员生活补助费和扩大业务，"卫协中医门诊部"每星期六晚上组织各种学术活动、糕点茶话会或自唱自弹及客串京剧、川剧、评书等文艺节目。通过这些活动，凝聚义诊医师及学员，构建良好的氛围，"卫协中医门诊部"被会员们亲切地称为"卫生工作者之家"。

后来由于大部分参与"义诊"医生加入各公立医院工作，医院工作繁重而无法很好地兼顾"义诊"而逐渐淡化。但是，"义诊"扩大了卫协中医门诊部的影响，民众渴望有个固定的场所能享受中医的治疗，于是，顺应民众就医需要，筹备组在位于成都市隆盛路26号"卫协"会址内，将部分房屋整修，杆隔为诊断室，作为"卫协中医门诊部"的所在地。开诊不久，便正式吸收

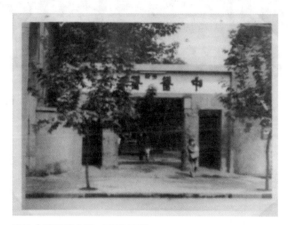

卫协中医医院大门 1958年摄

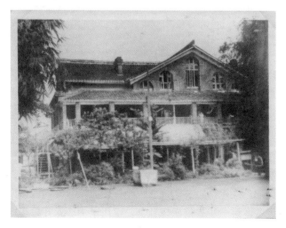

卫协中医住院部与门诊部楼外景 1958年摄

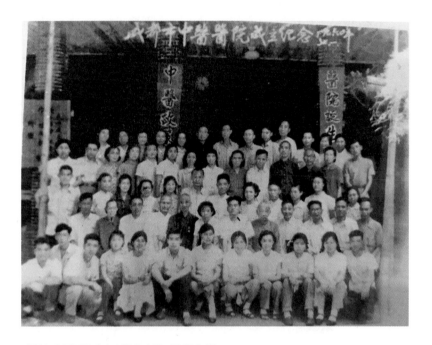

成都市中医医院成立合影纪念照　1960 年摄

伍质忻为第一位住部医师，一个月后增至两名，次年 4 月，增至五名。为满足广大病员需求，成立改型剂药房。9 月吸收应届高中生。1958 年 3 月 10 日，"门诊部"正式迁至皮房路中华圣公会房屋一院。

　　"卫协中医门诊部"的医疗实践、组织、教育，团结中医药人士，培养中医骨干，为人民群众的健康就医提供了便利。加上借由"义诊"名医云集，众誉日广。在大好形势下，经成都市人民委员会批准于 4 月 1 日在"卫协中医门诊部"基础上，扩建为"成都市卫生工作者协会中医医院"，孟幼斌为院长，设门诊部、住院部，并于成立一个月后收治住院病人。同年 9 月，医院利用现有设备，进一步扩展医院业务，仅用了 102 元开办费，就在锦官驿街设了一间门诊部。同时，把住院部迁回隆庆路市"卫协"院内，并设研究病床、骨科病床共 30 张。

1959 年 1 月，医院与成都市中药材总店协商，将原本就设在医院的中药营业点连同人员、资产、药品一并合入医院。至此，医院拥有了自己的中药房，医院各类工作人员共有 60 余人。

"大跃进"时期，"卫协中医医院"的业务工作蒸蒸日上。1959 年门诊近 20 万人次，比上年增长 63.1%，收治住院病人 100 余人次。为继承发扬传统医学，加强对中医医院和中医研究基地建设，1960 年 4 月成都市人民委员会决定，将"成都市卫协中医医院"更名为"成都市中医医院"，于 7 月 1 日正式挂牌"成都市中医医院"。

1963 年 4 月，遵照市卫生局指示，医院由皮房路搬迁至红星路 44 号，隆盛路 26 号住院部则改作医院宿舍。次年，医院调入更多的医务人员，增设新科室，住院床位增加一倍达 60 张。1970 年开设骨伤科，设床位 20 张。次年 9 月成立简易急诊室，开展夜间诊疗，开启了应急医疗业务。1975 年四川省卫生厅戴帽下拨经费，用于修建基本建筑和采购基本的医院设备等。1978 年 5 月中共成都市委决定：成都市中医医院与成都中医学校合并，改名为"成都中医学校附属医院"。1980 年 1 月，中共成都市委决定：成都中医学校与医院分开，恢复"成都市中医医院"名称。

2002 年 2 月，成都市第一人民医院与成都市中医医院合并，合并凸显出两所医院固有的特色。从此成都市第一人民医院又有了第三个称呼：成都市中医医院。成都市中医医院虽是一所以中医药学为主的医院，有着"坚持中医中药为主，办好中医医院"的发展理念，但它依旧设有西药部门，而不是盲目地排斥西医。一医院本身具有的中医药学发展特色，与成都中医医院合并，能实现两者优势的叠加。

一医院现在共有南北两个院区。2007 年，成都市第一人民医院从春熙路东段整体搬迁到城南新区万象北路 18 号，医院的规模有了翻天覆地的变化。北区在红星路设有西南地区享有声誉的"成都市名医馆"。

医院之魂在于大医。在医院发展的各个时期都有践行"医者仁心苏万物，悬壶济世救众生"的医者，处方上龙飞凤舞的鲜活名字仍然被传颂和记忆在众多蓉城市民的口中、心中。

【中西医者誉蓉城】

● "多宝怪人"黄柱臣

1954年5月，黄柱臣调入成都市第一人民医院工作，次年2月，被任命为成都市第一人民医院中医外科主任，曾任四川省政协第一届委员，周恩来总理来蓉时还接见过他。

黄柱臣1888年出生在四川省成都市南府街，父亲黄雅庭是当地的名医。黄柱臣自幼好学，少年时跟随父亲学医，在父亲的教导下，他逐渐掌握了中医外科的升丹、降丹、配制丹剂等医术，小小的年纪就被聘为特约医生，治疗好了一大批外伤病人。他在治疗伤员的过程中，善于学习，勤于思考。实践中他感到单纯凭用药治疗外科疾病收效甚微，于是，他白天行医，夜晚苦心重温《本草纲目》《伤寒》《金匮》《温病》《内经》《外科正宗》《疡医大全》《医宗金鉴》《六科准绳》等外科书籍和中医经典，不断摸索出"外治为主，辅以内服药"的外科疾病治疗方法，提出了治病要治其本，"清热脱毒，虚者固其气"的理论，收到了很好的疗效。

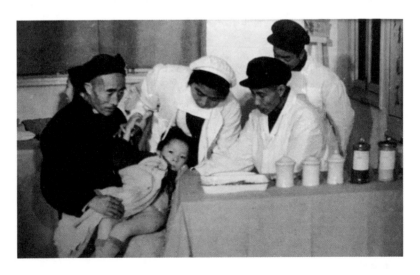

"多宝怪人"黄柱臣

为提高医疗水平，黄柱臣采百家之长补己之短。曾向成都名医沈绍九求教，常与蒲辅周等名医一起探求医道之术，切磋、研究疑难病症，还向有专长的医生学习骨伤科、眼科、痔漏等专科医术，均取得丰富的经验。

黄柱臣尤其擅长医治各种疑难杂症，深得广大患者信任。他在疔疮、痈疽、瘿瘤、痔漏、脱疽、烫火烧伤、淋巴结核、乳痈乳痞、皮肤顽癣、婴儿湿疹、结石、脱发、蚊虫咬伤等病治疗方面自成一派，有其独到之处，开设在成都南府街 59 号的黄氏中医馆，求诊者门庭若市，被广大民众称为"多宝怪人"。

人们敬重黄老，不仅在于他自成一体卓有成效的医术，更在于他对待病人一视同仁和救治生命的医者精神。每年传染病流行期间，黄老就会亲自配制药剂相送民众。不管病人是富裕还是贫穷，在他的眼中只是病人，都一视同仁，精心救治。

在勤学医术、救治病人的同时，黄老一直渴望将中医学发扬光大。新中国成立前，黄柱臣老先生收培学徒，先后培养了苏大全、张华嵩、曾继生、高诚宗等 10 余名学生。学生们均学有所成，都成长为国内有名的中医外科骨干。

Chengdu 100 Year Hospital

● "八大活宝"传奇

20 世纪中叶前的成都，百业待兴。尽管西医院纷纷建立，但民众同样认可历史悠久的中医，时常津津乐道名医大家救死扶伤的传奇，娓娓道来散落民间惠及一方的中医故事。这其中的名医名家就一直为人们口口相传着，比如，张澄庵、黄少之、徐庶遥、廖宾甫、王祉珍、朱振川、王伏全、王文雄……，他们或开设诊所、或开设医馆、或开设药店，每天都门庭若市。成都解放后，应市政府邀请，这些名医加入成都市第一人民医院或成都中医医院，发挥中医特长，医治更多市民的疾病。

这八大名中医所涉猎的疑难杂症几乎含盖了各个疾病领域，成为各自领域中的传奇，受到市民的极大拥戴，被老百姓称为医院的"八大活宝"。在市立医院，再加上西医的强大优势，各医家更是如鱼得水，谱写出新时代更多的传奇。医院每天的门诊量常达 3000 多人，患者要挂到号，必须从凌晨 2 点开始排队才有可能获得就诊机会。

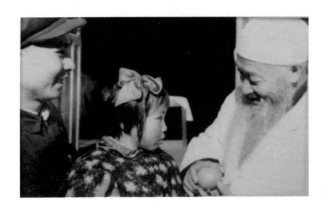

小儿王王祉珍给患者小孩子送苹果

◎ 小儿王王祉珍

说起王祉珍，大家或许不太熟悉，但提起"小儿清解丹"（宁肺丸）（现更名"疏风豁痰丸"），医院药剂科的人却是无人不知、无人不晓。这个由王祉珍创制的"小儿清解丹"秘方，在新中国成立初期由王老献给医院，虽然已经经历近70年风雨历程，由于治疗呼吸道疾病具有独特疗效，至今一直在临床上使用。这剂配方，有疏风、散寒、豁痰的功效。用于上呼吸道感染、气管炎所致的咳嗽、痰多、清稀者，对由表邪而致的病，大有殊功，对高烧、咳嗽、急慢性支气管炎、呼吸急促、哮喘等病均有良效。

王祉珍，北京人。15岁开始学医，先后投师北京针灸专家朱显堂及名医胡星门下。王老尚岐黄，遵古训，勤恳学习，博览群书，从事中医临床工作50余年，学识经验丰富，屡起沉疴，深受患者爱戴，毕生致力于小儿杂病的临床研究，对乙脑、麻诊、小儿肺炎等疑难杂症的诊治都有独到之处。因为他特别擅长治疗小儿之病，民众誉其为"北京小儿王"，并被聘为北京中医研究院特约研究员。1937年7月7日卢沟桥事变后，他转籍成都，后加入成都市立医院。

有一篇文章中有王老看病时的两张照片。第一张是刚来看病的孩子见到王老时眼神显得有些惊慌，王老慈祥地拉起孩子的手，送给孩子一个苹果。第二张是看完病后，孩子顽皮地依偎在王老的身边撒娇，孩子不像是来看病，倒像是邻家的爷爷和孙女在一起享受着天伦之乐，或许他和患者并不像医生和病人，而更像亲人一样相处。

王祉珍不仅仅是治疗小儿疾病的专家，在治疗脑溢血方面成绩也同样显著。曾有一则报道展出中医王祉珍用中药和针灸治 21 例中风、17 例收到显著效果的照片，展品中的两位患者痊愈后正在愉快地阅读和工作。王老还撰写了《中医治疗脑溢血经验介绍》。

◎ "王小儿"王静安

王静安，1922 年生于成都。9 岁开始学医，先后师从廖里癸、李辉儒等 12 位蜀中名医。1956 年 6 月到成都市卫协中医门诊部工作。全国第一、第二届名老中医专家继承导师，四川省名中医，成都市名中医。国务院有突出贡献科技专家特殊津贴获得者。1998 年 10 月被授予首届"成都市名中医"称号，2005 年 10 月被国家卫生部所属的中华中医药学会授予"国医大师"的称号，2006 年 4 月，全国中医药高等教育学会儿科学会授予王静安"一代宗师"荣誉称号，同年 10 月被授予四川省首届"十大名中医"称号。

王静安在众科之中，尤精于儿科，被广大群众尊称为"儿童的保护神"，被患儿家长尊称为"王小儿"。从事中医内、儿科临床 50 余年，尤擅长对中医儿科疾病的治疗。临床经验丰富，理论上也颇有造诣。先后出版了《静安慈幼心书》《王静安临证精要》《王静安医学新书》三本医学著作。总结有效验方，并研制出"清凉丹""咽炎灵""健胃消食灵""吹日丹""神奇防感药袋""神奇健胃药袋""中药疝敷托"等一批临床制剂。

王老先生的大儿子王泽涵和孙女王雪梅从小受其潜移默化的影响，都深深地爱上了中医。王泽涵在成都玉林开了个诊所，称为"小王小儿"。王雪梅曾在成都中医药大学就读，是王爷爷要培养的"小小王小儿"。在王老去世后，儿子王泽涵谈到父亲惋惜不已："爸爸对我们的要求很严格，但从小我就受他的影响爱上了中医。""爸爸还留有遗憾就走了，他计划把我培养为小王小儿，现在我学成了，可雪梅还没带出来呢。"

王老对徒弟一向要求严格。在王静安工作室中，共有 4 名女弟子。虽然有的才 20 岁出头，有的已步入中年，但她们都亲切称他为"王爷爷"。跟随王老学医的弟子，如今几乎都是有颇具临床经验的医生。

说起王老师，弟子们在尊敬他的同时还有一些畏惧。畏惧什么？弟子黄映君笑着指指王老面前的抽屉："就怕里面那把折扇！"。原来，王老对患

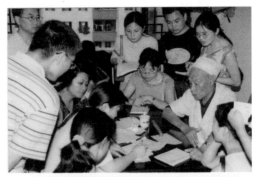

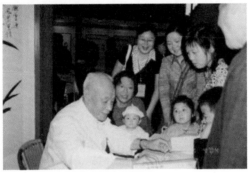

名医王小儿

者特别和蔼可亲，但对弟子们十分严苛。弟子们要是没能对症下药或是诊断出现错误，就连出现字写错这些"小误"，他也会当着病人的面毫不留情地把处方扔回去，甚至用折扇朝弟子的脑壳敲上两扇头。如今，那把"体罚"人的折扇已被打烂了。

还有一则在业内流传甚广的真实故事是这样的：名中医郑家远在跟随王老学医时已年近五旬，却也曾被老人家打过手板儿。王老在一次采访时不免透着自豪地说："我现在已很少打弟子了，他们都成专家咯！"

◎ 眼科圣手朱震川

朱震川，字相臣。四川省苍溪县人。1878 年生于世代医家，祖父朱青龙，父亲朱大德，均世代业医，擅长中医眼科。受祖父和父亲的影响，朱老先生从小就立下"不为良相安邦治国，当为良医济世救人"的宏愿。

朱震川老先生青少年时期就读于私塾，晚上同父亲一起学习中医书籍。15岁时，闭门勤学苦读中医经典四年，后随父亲临床应诊，医德、医技日渐成熟，逐渐赢得患者信赖。1918年，开始独立行医，不久便在川北山区声名远扬，求医者门庭若市，请求出诊者也络绎不绝。抗战事起，朱老迁居成都开设医馆，名噪蓉城。1956年，正式调入成都市第一人民医院工作。

朱老家学渊源，治学严谨，治疗眼科技术全面。按病情治疗的需要，采用内治、外治、内外混合治疗的方法，外治中除了洗眼、点眼药等专用方剂、药剂外，还有钩、制、针烙等手术疗法。

朱老先生医德高尚，为满足患者看病要求，常常不能按时下班休息，对住不上院的疑难重症患者，常登门为其治疗，对有经济困难没钱买药的患者，还慷慨解囊相助。参加医院工作后，朱老先生主动将三种在眼科方面具有独特作用药物的秘方和制药技艺毫无保留地献给了医院：一种是已经在工商局注册，并畅销全省的朱家三代秘传的珍珠眼药水；二是治疗角膜炎的秘方眼药；三是消炎止痛的清利丸专用药。

由于工作成绩卓越，1958年朱老先生被邀请出席在哈尔滨召开的全国沙眼防治及防盲治疗工作会议，之后还为专程来蓉治疗眼病的老一辈革命家徐特立和谢觉哉治疗，均取得好的疗效。徐、谢二老还专门来函向朱老先生致谢。

◎ 中西混搭王文雄

穿笔挺的西装、打适配的领带、蹭锃亮的皮鞋，戴着听诊器、用着温度计、看着化验单……这是王文雄老中医的出诊标配，也是在一众"老夫子"般中医中的一个特别存在。这样的混搭风，似乎正好诠释了成都市第一医院中西医结合的医院特质，正好形象化了何为融贯中西。

与大多数医学世家不同，1900年出生在福建的王文雄，毕业于英国海军学院马尾分院，学习的是机械设计。抗战初期，血气方刚的王文雄来到成都。在成都阴雨绵绵中感染了风寒，半个多月高烧不退。尽管使用上了当时贵如黄金的盘尼西林，仍然不见好转。在朋友的推荐下，抱着试一试的态度，王文雄接受了当时成都四大名中医之一的顾荠卿的诊治。结果，正如顾荠卿

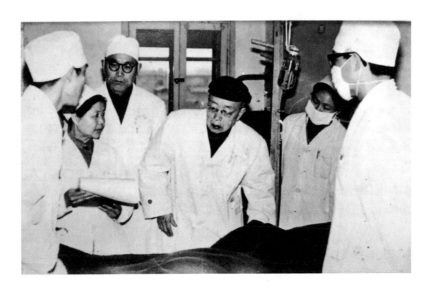

国医大师王文雄

说的，三副药退烧！再经过顾荟卿半月的调理，王文雄的身体奇迹般地痊愈，而且较之前更为强健。面对中草药带来的疗效，王文雄这个学习机械的工程师对中医产生了浓厚兴趣，立志要转行中医。于是，软磨硬泡终于得以拜师在顾荟卿门下，潜心学习终成一名中医医生。行医过程中，王文雄在败血症诊疗上积累了丰富的临床经验。

王文雄"半路出家"，独树"内中外西"的"混搭风"，开启了他为始的医学世家，王家祖孙三代都走上了中医之路。特别是他的儿子王晓东更是继承了王家职业选择的"混搭"精髓。王晓东从小酷爱绘画，理想是当一名画家，小时候还师从伍瘦梅学国画，小小年纪就有了几分造诣。然后在那个特殊的年代，王晓东上山下乡到了西昌米易县，在那里当了一名赤脚医生。

回城后，王晓东进厂当了一名工人。本想重拾画笔，但老父亲整天唠叨要他继承衣钵。架不住唠叨的王晓东只好把绘画的兴趣搁置一边，潜心学医，并考入中医学校系统学习。在行医过程中，王晓东将自己的主攻方向定为中医肿瘤的术后治疗。日积月累中，经过王晓东治疗的数千例患者鲜有出现反复和转移的，慕名而来的患者经过他的治疗延长了寿命。

父亲的医学精髓被王晓东发挥得淋漓尽致，但他依然不舍绘画兴趣。繁忙的医疗工作让王晓东难以静心绘画，他就将绘画的热情转到了摄影上。同他在中医方面颇有成绩一样，他的摄影作品也令人刮目相看。

王家的第三代王雨毕业于医科大学，是一名拿手术刀的医生。站在胸外科手术台前七年后，王雨改弦易辙，成为父亲的徒弟，西医外科医生"封刀"成为父亲中医技术的继承人，这股"混搭风"依旧在王家延续着。

在近百年的时间长河中，从最初脆弱如刚出土的小苗，到现在追求成为医学界的翘楚，成都市第一人民医院一直在不懈努力，在医学技术人才、医疗器械设备等多方面，不断发展提升，取得众多成就。尤其在呼吸内科、心血管内科、内分泌科、儿童康复科、中医"治未病"等方面，处于西南地区领先地位，具有较高的影响力和竞争力。位于红星路的一医院"成都中医名医馆"是目前中国西部地区汇集名中医最多、声誉最大的名医馆，已成为成都市对外宣传的一张名片。

参考文献

[1] 成都市第一人民医院.鹊起城南（内部资料）.成都：成都市第一人民医院,2015.
[2] 成都市第一人民医院.杏林拾粹（内部资料）.成都：成都市第一人民医院,2017.

天府文化　百年成都

Tianfu Culture,　A Century-old Chengdu

武医相生 骨科流芳
——四川省骨科医院

东邻武侯祠，西连杜甫草堂，北接青羊宫，在这千年历史会聚之处，矗立着一座面积不大却负有盛名的医院——四川省骨科医院。医院占地 25 亩，建筑面积 5 万平方米，是中国第一所体育医院，中国第一家三级甲等中医骨科医院，是首都以外唯一一所中国奥委会国家队运动员指定医院。

四川省骨科医院所秉承的郑氏骨科是武术和传统医学有机结合的典范，它将武术练功、体育运动与中医骨伤科功能康复结合起来，使中医骨伤科学理论及实践服务于体育运动，开创并形成了具有中国特色的运动创伤学体系。

【立院之本】

● 武医渊源

自古以来，中国武学与骨科医学就存在着不解之缘。武术与中医息息相通，互相渗透，都是中国传统文化的重要载体。中医里的阴阳五行、穴位经络、子午流注等基本理论和人体知识，就贯穿在武学中。中国武术如太极拳、八卦拳，其拳理就是从阴阳八卦思想中直接生发出来。武学里的内家拳，强调"道、武、医"三者结合，甚至有人称"精拳者必精于道，精道者必精于医"。同时，借助医学知识，武术之技法也得以不断丰富。名医华佗在古代导引术的基础上创造了模仿虎、鹿、熊、猿、鸟五种动物的动作的五禽戏，深刻地影响了中国武学，各门派中都有模仿动物而命名的拳式。如形意拳的十二形，太极拳架中的白鹤亮翅，心意六合拳的十大形，南拳的虎鹤双形等。反过来，武术所积累的运动经验和人体知识，也在促进中医的发展。武术修炼，能够检验、实证中医理论，修正、提升中医理论，加深中医对人体的认知，武术的伤科可以促进中医骨科外科的发展。

● 郑氏骨科

由郑怀贤教授创建的郑氏骨科是我国现存的武医结合传承的典范。郑氏骨科萌芽于20世纪初期，系郑怀贤融会李耳庆、孙禄堂、魏金山、李芳宸等武术大家的太极、形意、八卦、飞叉、剑术、棍术等武术技巧，以及中国民间正骨、推拿、按摩、针灸等传统方法和清末太医院骨科医术精髓独创而成的骨科体系。

郑怀贤出生于1897年河北省安新县。因家庭贫困，郑怀贤很早就辍学，14岁时拜安新人李而清为师习武，并学习骨伤科8年，武功和医术在当地小有名气。经李而清介绍，1919年，郑怀贤拜北平武学大师、晚清十大高手之一孙禄堂为师，为孙入室弟子，学习太极、形意、八卦等武艺和医术8年，并得到一些罕见的治疗骨伤的药方及配制方法。后又追随孙到南京中央国术馆学艺两年，拜"神剑李"李景林为师，学得擒拿、攻破、武当剑法等武艺，其间与少林门长王子平、武当门长高振东等在一起交流、切磋。在李景林的精心教授下，郑怀贤造就了一身过硬武艺，医术医理也得到系统提升。作为骨科医院的首任院长，郑怀贤兼备武者侠骨与医者仁心，他的人生历程充满

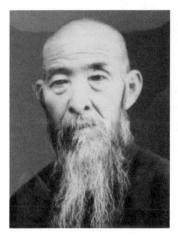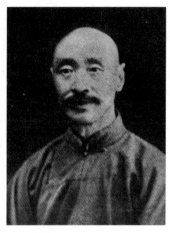

孙式太极拳暨孙门武学创始人，晚清十大高手孙禄堂（图片来自网络）

近代武术大师、军事将领李景林（图片来自网络）

传奇色彩，被后人尊称为"武医宗师"。

由于战乱，在中央陆军军官学校任国术教官、时年41岁的郑怀贤在1938年随校内迁辗转来到成都。在成都，郑怀贤结识了杜自明、李雅轩、杨天鹏等武学医家，在与他们的切磋中，医术愈发精湛。在郑光路先生收藏的《黄埔军校第十七期》（1940～1942）资料中，记录郑怀贤住在槐树街三十一号。当时生活不易，他一边教武术，一边开诊所行医，住家门口挂黑底金字招牌，上书"北平郑怀贤"，下写"跌打损伤、接骨推拿"。郑怀贤还曾在东华门、祠堂街、春熙南路等处开过伤科诊所，在树德中学任过教，在少城公园等处向成都武林人士传授武术。郑怀贤广传武艺、悬壶济世，他的高尚医德和高超医技受到了成都广大伤病患者的一致称赞。

郑氏骨科结合骨伤科临床的专科性质，将中医"望闻问切"四诊辨证演化为"望、问、摸、认"，主张一切骨伤科疾病的诊治，必须在中医基础理论指导下，结合解剖、生理病理、运动生物力学等理论进行辨证、辨病结合论治。主张在诊断和治疗全过程中，贯穿医易哲理辨证思想，做到证病结合，局部与整体结合，主证与兼证结合。在治疗中树立整体观，不拘泥于分期论治，

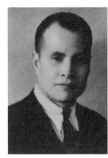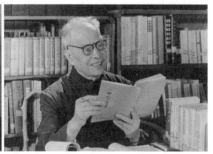

郑怀贤教授

反对用一方一法一药一术治之。主张综合疗法，将正骨手法、推拿、正确固定、药物、针灸和练功相结合治疗，以救命第一和积极恢复最大运动机能为目的。形成十二正骨手法，十三按摩手法，十二经穴按摩手法，郑氏骨伤科经验穴、运动按摩、郑氏伤科系列药物分期论治，练功术和针灸术、心理治疗等特色内容。

　　早在医院成立之前，郑怀贤和习云太（后任学院武术系主任）在成都体育学院成立了重意技教研组。郑怀贤当时已是快 60 岁的人了，但他仍亲自为学生上课，做示范动作。他在培养学生上十分重视量体裁衣，因材施教。他还把自己所学的太极拳、形意拳、八卦拳、擒拿、飞叉和八卦龙行剑等整理、新编，传给不同的学生，让其各精一门。许多名扬海内外的四川对练项目，如空手夺枪、对擒拿、三节棍进枪、空手夺双抢、对剑等，都是他编制和教练出来的，四川"猴王"肖应鹏的猴拳、猴棍倾注了他不少心血。他的学生邹德发、叶道清、郭洪海、邓昌立等，都在我国武术教育事业中发挥了重要作用。

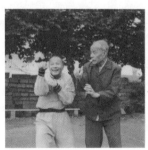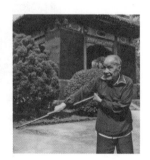

郑怀贤练武

郑怀贤在教学中提倡并实施体医渗透，他提出"当骨科医生必须要练基本功，医生良好的指力、手力、腿力才能帮病人进行治疗和功能锻炼"。郑氏骨科的基本功练习，如马步推掌、冲拳、开合练习、左右穿掌、野马分鬃、抱木球、滚木球、指卧撑等多为武术基本功。

● 建院历程

在贺龙元帅的倡导下，在成都体育学院的大力支持下，1958 年 10 月，郑怀贤筹建了以中医骨科为特色的成都体育学院附属体育医院，出任院领导，并直接参与临床和教学工作。体育医院逐步建立形成了集医疗、教学、科研为一体，以传统骨伤科为特色的全国运动医学基地。郑氏骨科的传播范围越来越广，并逐渐发扬光大。

刚建院时，囿于人力、物力及办院条件，院里仅有 12 名职工，10 多间简陋的草房、几张简易的办公桌和诊疗床，一台 X 光机和一副制中药的石磨、铁碾。当时的服务对象主要是成都体育学院学生和省市专业运动员，没有专门的病房，医疗工作仅限门诊。郑怀贤的妻子刘纬俊擅长伤科中药制剂，辅助参与了体育医院和运动保健系的创立和建设。

为培养更多的中医骨科和运动创伤医务人员，1959 年和 1961 年，在郑怀贤院长的组织下，医院举办了两期骨训班，为创办运动保健系打下了基础。

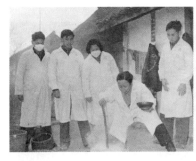
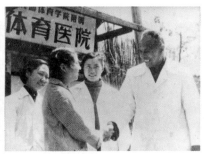

刘纬俊（右二）教授指导医生煎制膏药　　初建院时医院侧影，右一为郑怀贤

全国各地前来求治的运动员不断增多，医院声名鹊起。为满足伤病员的需求，在各级领导的帮助和大力支持下，1962 年，在体院路 3 号修建了一座 2 层的"工字"型楼房，建筑面积 2300 平方米，形成了集临床、教学、科研为一体的发展雏形。

十年"文化大革命"使蓬勃发展的成都体育学院附属体育医院遭受了巨大冲击。但是，由于有以郑怀贤教授为技术核心的老一辈工作人员的高尚医德和精湛医技，慕名求医的普通民众越来越多。从 1966 年至 1984 年近 20 年的时间里，郑怀贤、于仲行、吴福元、刘金全、田广臣、李业茂、张华、张希彬、王步清、张世明、沙鉴、闵本初等先后担任医院党政领导，在他们

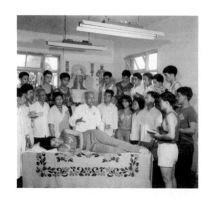

郑怀贤（第一排右起第六位）20 世纪 60 年代讲课

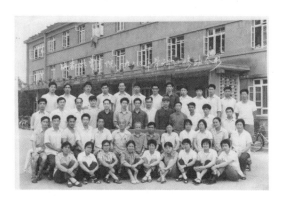

1980 年骨科培训班，第二排左起第六位为郑怀贤

161

的率领下，借改革开放的东风，医院发展初具规模。1983 年，为深入研究和推进郑氏骨科在运动医学领域的运用，成都体育学院附属体育医院增挂成都体育学院运动创伤研究所，两块牌子、一套班子。到 1984 年底，医院在体院路 3 号院内占地 10 亩，建筑面积 6000 平方米，住院部编制病床 200 张，含成都体育学院医学系教师在内共有职工 193 人。

1985 年 6 月，经国家体委批准，在成都体育学院附属体育医院的基础上，挂牌成立国家体委成都运动创伤研究所、国家体委成都体育医院，隶属国家体委，成为中国唯一运用中医药开展运动创伤防治和运动性疲劳恢复研究的科研、医疗机构，体育医院从此踏上了中医骨科临床与运动创伤科研双结合、双发展之路。研究所为第 5 ～ 10 届全运会、第 10 ～ 13 届亚运会、第 24 ～ 28 届奥运会及第 19 届冬奥会等做了大量科研攻关和科技医疗服务工作，派出了大量科医人员，为 20 个项目的国家队优秀运动员诊疗伤病，为中国的体育事业作出了重要的贡献。

1998 年 4 月，根据中央各部委改革精神，国家体委更名为国家体育总局，医院随之更名为国家体育总局成都运动创伤研究所、国家体育总局成都体育医院。

进入新世纪的 2000 年，医院被国家中医药管理局评为国家"三级甲等"中医骨科医院。2003 年 12 月，根据中央科研院所改革精神，国家体育总局成都运动创伤研究所、成都体育医院划转到四川省，更名为四川省骨科医院，保留成都体育医院、成都运动创伤研究所名称，归口医疗行业，直属四川省中医药管理局，医院确立起"以临床医疗为主、兼顾运动创伤等科学研究"的发展方略。成都体育学院附属体育医院的名称留在了成都体育学院，隶属成都体育学院，成为集"临床、教学、科研与科技服务"为一体的中医骨伤专科教学医院，

经过几十年的发展，医院已在国内外享有盛誉。医院曾为周恩来、贺龙、王震、邓小平等领导诊疗，获得高度肯定。同时坚持为历届奥运会、亚运会、全运会和世锦赛等大赛开展备战服务，曾多次为邓亚萍、叶乔波、姚明、邹凯、冯喆等优秀运动员做运动创伤诊疗、运动性疲劳恢复防治，并深得好评。

经过一代代的传承，四川省骨科医院将郑氏骨科发扬光大，培养了一大批优秀的运动医学临床、教学、科研专业人才，为我国体育教育、群众体育和运动创伤防治工作作出了贡献。

【术有专攻】

● **郑怀贤与 1936 年柏林奥运会**

1936 年，第十一届奥运会在德国柏林召开。由于当时日本扶持的东北傀儡政府"满洲国"也组建了代表团参赛，举国愤怒。南京国民政府于是决定组建代表团参加柏林奥运会，并授权由中华全国体育协进会组织选拔和训练包括田径、游泳、举重、拳击、自行车、篮球、足球在内的 69 名运动员参赛。除此之外，还有国术（中国武术）表演队、体育考察团、干事、秘书、指导、顾问等，共 141 人。

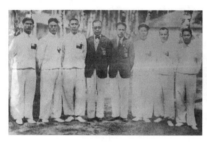

赴柏林奥运会的中国"国术表演队"，右二为郑怀贤

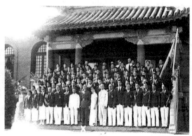

蒋介石、宋美龄夫妇与参加柏林奥运会的中国代表团合影

5 月 21 日，国术界在上海申园举行赴第十一届奥运会"国术表演队"的选拔比赛。最终选出了男选手张文广、温敬铭、郑怀贤、金石生、张尔鼎、寇运兴；女选手翟涟源、傅淑云、刘玉华，南开大学国术教员郝铭任教练兼队长，顾舜华为管理员，共 11 人组成国术表演队。选拔赛总分第一名的张文广和第二名的温敬明都对郑怀贤的徒手技击功夫钦佩不已，认为同去的所有队员中论散手郑怀贤为第一，论摔跤张文广为第一，论大枪温敬明为第一，论力气寇运兴为第一。

6 月 23 日，奥运代表团集结到南京，经过授旗、训话仪式之后，蒋介石、宋美龄与代表团成员一起合影，三日后，代表团奔赴柏林。

　　奥运国术表演队将中国武术第一次集体展现在世界体育大会面前，郑怀贤所表演的飞叉是当时最为轰动的节目之一。郑怀贤手持飞叉，昂首挺胸出场。他拉开架式舞动钢叉，场内顿时静寂，只听得飞叉呼呼风响，上下翻腾，就像被施了神奇的魔法粘连在他身上。全场掌声雷动，他虽谢幕达十多次，观众仍意犹未尽。柏林市长在观看了郑怀贤的表演后，怀疑钢叉装有电池才能旋转不止，但当他仔细查看了钢叉之后却发现没有，就指着郑怀贤的脚哇啦哇啦发问。留学生翻译道："市长先生说，那钢叉上既然没有秘密，他猜想你鞋里藏有磁铁石。他不能想象，人的双脚也能随心所欲，像手一样灵巧地舞叉。他提出，能否冒昧请您脱下鞋子看看？"郑怀贤笑道："有啥不可以的？"运动员寇运兴当即提来一双鞋让郑怀贤换过。市长先生仔细检查换下的那双鞋，看了好一阵……最后市长先生竖起大拇指说："了不起，想不到中国竟然有如此奇迹般的民间体育！"晚上，市长专门举行了隆重招待宴会。酒席间，他端起一杯酒，走到郑怀贤跟前："朋友，请干杯！"并又问起了钢叉的奥妙。郑怀贤回答说："要说奥妙嘛，就是长年苦练，才能在表演飞叉时掌握好速度和重心，而自己并不觉得有啥奥妙。这就是我们中国武人常讲的'熟能生巧、巧能生精、精能生神'。"市长先生听完翻译，不禁连声赞叹道："朋友，你讲得真好。中国功夫不仅可用来搏击格斗，也能作为艺术表演，其中蕴藏有深奥哲理。愿贵国政府能重视它，我相信中国功夫必将成为人类文明中的精华！"说罢，他又举杯道："您是我们城市尊敬的客人，我再次表示欢迎和敬意。"

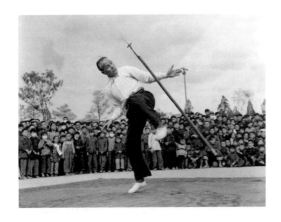

古稀之年的郑怀贤表演"飞叉"绝技

此后，国术队又应邀到法兰克福、慕尼黑、明兴等城市表演，还为国际运动员营作了表演，大获成功。一家德国很有影响的报纸，盛赞国术"是艺术中的精华，是体育中的骄傲"。一位美国记者赞叹："它是体育，又是军事技能……毋庸置疑，它是古老东方文明中的精华！"此次奥运会中国代表团虽然集体失利，但是国术表演队却用一个个高难度的动作征服了现场观众，是中国代表团的一抹亮丽色彩。

自奥运会回国后郑怀贤声名大振，先后在上海中华体育会、上海交通大学和南京中央陆军军官学校执教，任国术教官，在南京中央陆军军官学校培训了第17、20、21、22、23期学员。同时开业行医，与上海武医名家佟忠义、王子平等共磋武学和伤科技艺，还与南京的武医大师朱国福四兄弟结为金兰挚友。

● **贺龙与骨科医院的创立**

Chengdu 100 Year Hospital

1950年，"五四"青年运动会在山城重庆的大田湾体育场举行。一天，足球比赛正在激烈进行，空军地勤队的一名队员突然受伤后卧地不起。这时，只见一位老人健步走到伤员面前，在他身上按摩了一会儿，伤员立刻爬了起来，跳了几下，接着若无其事地重返球场。这位老人就是郑怀贤。当时，西南军区司令贺龙就在主席台上，他目睹了郑怀贤为伤员按摩疗伤的情景。当天中午，贺龙特意安排郑怀贤与自己同桌吃饭。吃饭时，不知是由于激动，还是因为拘谨，郑怀贤显得有点忐忑不安。贺龙见状笑道："这是青年运动会，怎么你这个老头也来参加啦？"郑怀贤说："贺老总，你也不能算年轻人呀！"贺老总听了哈哈大笑，拘谨的气氛一下子打破了。

1955年，贺龙元帅右手大拇指受伤，去了多家医院医治却不见好转，他特意把郑怀贤请到成都金牛坝招待所。一见面，贺老总就高兴地说："你还是老样子呀，今天请你给我治治手。"说着，便伸出了右手。郑怀贤捏了一捏伤处然后说："不要紧，明天就能好。"接着，他为贺老总进行了按摩治疗，并敷上了药。第二天，贺老总见到他时说："真的好了，一点儿也不痛了。""哎，我让警卫员也这样捏过，怎么就没有用？"并问，"要多少钱？"郑怀贤说："一角七分。"贺老总不信，说："你别保守呀！"郑怀贤说："不多不少，一角七分钱。"当时，郑怀贤在城里开的诊所已经成了成都拉架架车搬运工的"定点治疗"诊所，每次他也只收这些工人一角多钱。

贺老总回到北京后逢人就摇晃着手说："我这手就是一个土医生治好的。"他还介绍董必武、徐特立、李先念等前往成都请郑怀贤治疗伤痛，无不奏效。

当时兼任国家体育运动委员会主任的贺龙，指示有关部门要抓紧整理郑怀贤的骨伤科临床经验，把体育医院办起来！贺龙鼓励郑怀贤："以后体育要大发展，你的医术很好，很宝贵，要多培养点人才呀！"1958年10月1日，在贺龙元帅的指示下，郑怀贤领导并筹建的以中医骨科为特色的成都体育学院附属体育医院成立，成为中国第一所体育医院，深为郑老医术和武艺折服的贺龙元帅亲切地将成都体院的武术和中医骨伤称为"成都体育学院的两支花"。同一年成立的还有中国第一个体育研究机构——北京体育科学研究所（现国家体育总局体育科学研究所），中国第一所运动医学研究所——北京医科大学附属第三医院运动医学研究所（现北京大学运动医学研究所）。

● **郑怀贤与周恩来的外交出访**

1963年12月14日至1964年2月4日，周恩来总理在外交部长陈毅的陪同下，连续访问了埃塞俄比亚等非洲10国以及阿尔巴尼亚；之后又于1964年2月14日至2月29日，访问了缅甸、巴基斯坦和锡兰（斯里兰卡）。这一系列外交活动，是新中国外交史上的一个重要里程碑。但是不为人知的是，在两次出访间隔的十天中，周恩来在成都，与郑怀贤留下一段感人至深的故事。

周恩来在访问埃塞俄比亚的第三天上午，根据埃塞俄比亚方面的安排，前往首都郊区的一家农场参观。由于当地降雨，周恩来在走下宾馆主楼门口的台阶时，脚下一滑，身子打了一个趔趄，摔倒在台阶上。周恩来摔倒时，右手下意识地往地上撑了一下，总理的右手当年在延安时曾经坠马摔伤过，这么一撑，旧伤加新伤，更加严重。陈毅和随行人员当即将周恩来搀扶起来，退回迎宾馆。陈毅马上召来随团医生，给周恩来紧急治疗。埃塞俄比亚当地医学专家认为必须慎重诊疗，建议立刻去医院，但周恩来根据自己的感觉，又征询了随团医生的意见，认为"没有问题"，坚持按照预定的计划进行外事活动。

当天晚上，周恩来的手伤发作，疼痛不已，严重影响了睡眠。但是第二天，周恩来仍按原计划离开埃塞俄比亚，前往这次访问的最后一个国家索马里。在索马里的3天外事活动中，由于与东道主各界人士无数次的握手，周恩来的右手出现了肿胀，非常痛苦。最后一天，当周恩来和送行的东道主握别时，额头已经沁出了汗珠。周恩来一边让随团医生给他做冷敷止痛治疗，一边对陈毅说："从现在起，还有10天时间240个小时，我这手伤必须治好。"

返回北京后，周恩来即在邓颖超的陪同下前往解放军 301 医院接受检查，会诊得出的结论是：伤势严重，但没有形成骨折。不过，"伤筋动骨一百天"，治疗周期预计至少得两个月。

两个月？那 2 月 14 日的出访怎么办？周恩来皱起了眉头。

返回中南海寓所后，周恩来想到贺龙曾说起的四川有位姓郑的武术家，特别擅长治疗跌打损伤，于是给贺龙打了电话。贺龙当即去了中南海西花厅，听了受伤的情况，笑道："总理啊，您放心，这事能够解决，只要找郑怀贤先生，当天就能见效果！"周恩来听贺龙介绍后说："好，那就请这位郑老师给我治疗吧。我到成都去。"

当天傍晚，周恩来在邓颖超的陪同下飞抵成都，下榻于金牛招待所。周恩来惦记着 2 月 14 日的出访，治伤心切，抵达后没有休息，就提出要求："请郑怀贤先生过来。"下午就接到通知，并初步了解了病情的郑怀贤直到进了门才知道今天竟是给周总理治疗，心中非常激动，鞠躬敬礼，既激动又拘束。周总理忍痛和郑怀贤握手说："不敢当，不敢当，郑老师好。"

郑怀贤为周总理做了检查，也查看了之前的检查资料。当他准备给总理做按摩时，总理操着浓郁的苏北口音问："郑老，您是哪里人呵，今年多大年纪了？"当他听说郑老是 1897 年出生时，笑道："我比你小 1 岁。"总理又问："体重多少？"郑怀贤答："127 斤。"总理又笑着说："我比你少 1 斤。""有多高哇？""1.72 米"。总理听后哈哈大笑："真巧，我又比你少 1 厘米。你看，我样样都比你差一点嘛！"这一席话，让郑怀贤体验到一种亲切感。于是，他放下了心里紧张的包袱，专心致志地为总理按摩，揉捏手臂。捏了大概半个多小时，周总理就觉得轻松多了。郑怀贤又现场调药给总理包上，到睡前，周总理的伤就不怎么疼了。第二天早上起来，周总理还说，昨天下半夜疼痛减轻，睡得很好。

次日下午，郑怀贤又来为周恩来治疗。治疗中，周恩来跟郑怀贤谈起了他的右手在延安时受伤和后来治疗的情况，感叹道："哎，那时如果有你郑老师治疗，我的手就不会留下后遗症了！郑老师的这门绝技有传人吗？"郑怀贤回答说已经把自己的医技和秘方都传下去了。周恩来欣慰地点头："对，应该传下去，造福于广大人民群众。"

一天夜里，郑怀贤去为总理按摩，但秘书说总理正在工作，请他稍等一会儿。郑怀贤在沙发上不知不觉地睡着了。忽然，他听到总理亲切的声音："对不起，对不起，让您久等了，快来吃点点心……"郑怀贤感动地说："总理，您要注意休息，坚持治疗。"

从 1964 年 2 月 7 日到 2 月 12 日，郑怀贤一共给周恩来进行了 6 次治疗，最后一次治疗是除夕。周恩来高兴地说："真的多谢郑老师了，你这次可真是帮了我的大忙，后天我出访时又能够从容地跟人握手了。"郑怀贤想了想，说："总理，每次出访您都得跟很多人握手，这对您的手伤彻底恢复肯定是不利的。我教给您一个姿式，您再跟人握手时，对方就握不痛您的手了。"周恩来惊奇道："哦，还有这样的动作？那我得学学了。"郑怀贤把中国擒拿术中的一个姿式教给周恩来。他试了试："哎，果真如此！"随即转脸对邓颖超笑言："这真是：处处留心皆学问，行行业业出状元！"为表示感谢，周恩来、邓颖超夫妇热情邀请郑怀贤和他们共进除夕晚餐。

1964 年 2 月 14 日，周恩来按计划，对缅甸、巴基斯坦、锡兰三国进行了为期 16 天的正式访问。出访期间，周恩来每天都要跟许多外宾握手，但没有再发生伤痛现象。

● 张世明与中国体育

从成都体育学院附属医院到国家体委（体育总局）成都体育医院，再到今天的四川省骨科医院，医院与中国的体育事业结下了不解之缘。1960 年，成都体院成立了运动保健系，郑怀贤任主任，服务对象主要是成都体育学院学生和省市专业运动员。运动保健系培养出了张世明、陈嘉庸、张希彬、杨礼淑、周吉祥等知名医生。其中，张世明与中国体育的关系尤其密切，被运动员们亲切地称为"手握半块金牌的人"。

作为郑怀贤教授的嫡系弟子，张世明教授践行着郑氏骨科的学术思想："只有懂得武术、懂得跌打损伤原理的人，才会更好地把握中医骨科的精髓。"从 1950 年考入成都体育学院，在 50 余年的学习实践、临床、教学、科研工作中，张教授融会医易哲理和岐黄医学，博采众长，融古通今。2004 年，四川省 27 万医务人员选出 10 个突出贡献医务人员，张世明是中医系统两名当选人之一。2006 年，他荣膺四川省首届十大名中医。作为四川省学术技术带头人，他善于用中西医理论诊疗疾病，尤擅长正骨手法、推拿、经穴按摩、中药、针灸和练功等医术综合治疗各种疑难伤病，在中国中医骨科和运动医学界榜上有名。

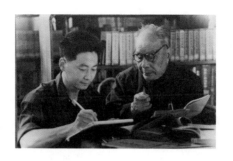

张世明跟随郑怀贤学习

张教授全面继承郑怀贤教授"望、闻、摸、认"四诊、十二正骨手法、十三按摩手法、十二经穴按摩手法、运动按摩、郑氏系列伤科药物、练功术、分期论治和心理治疗等伤科学术思想和诊疗经验，发展了四川省非物质文化遗产郑氏中医骨伤科，推进了郑氏中医骨科流派的形成，完善了中医运动创伤学。他不仅以中医基本观念传承、阐释和发展郑氏骨伤和运动创伤，同时运用中医整体观与阴阳平衡学说，完善了中医运动创伤病因、病机、分型、诊断标准和防治原则，丰富了中医运动创伤、中医骨伤理论内涵。

据张世明回忆，手法加中药是郑怀贤的一大特点，而自己当时为了掌握推拿按摩的基本手法，拿一颗木球浮在水里，双掌下压，让它沉入水中，掌势略倾，微微发力，木球便在掌心均匀滚动，但切忌木球浮出水面。

1998 年，张世明在国内率先开展运动员大样本伤病调查研究，经过对734 名运动员数据的分析，提出运动性疲劳的中医病机和分型诊断标准，开展了消除和恢复运动性疲劳的中医方法与中药研究。张世明作为主研人员申报了国家科技攻关项目，项目组于2008 年获得中华人民共和国科学技术部"科技奥运先进集体"奖，同时获得第 29 届奥运会科研攻关与科技服务项目贡献二等奖。张世明的研究和行医实践丰富了郑氏伤科推拿法、按摩、经穴按摩手法和郑氏伤科药物，其推拿按摩手法形成"绵柔透力、度身顺势"八字诀。

为民众服务是张世明教授坚持和热爱的事业，而为中国体育健儿奉献自己的技艺，更是张世明教授引以为傲和执着一生的追求。从 1965 年张世明教授首次参加全运会，到 2017 年第十次为全运会保驾护航，从女排到男篮，走遍四川、北京、上海、江苏……每一届全运会，张世明教授都没有缺席。从医五十多年，他与体育健儿们结缘五十多年。

奥运冠军、前四川省射击队队员张山曾接受张世明教授的治疗，在她口中，张世明教授医术高超，细心负责，对运动员们充满热情与关爱。不仅是全运会，奥运会、世锦赛等国际大型赛事，都有张世明教授的身影。姚明、郎平、张蓉芳、郭晶晶、杨扬、赵蕊、张军……接受过张世明教授诊治的运动员数不胜数。

作为第 28 届雅典奥运会医疗专家组成员，张世明教授运用针灸、药酒外敷等中医药方法为我国女子排球、女子足球、女子曲棍球、自行车、羽毛球等参赛运动队进行运动性疲劳的消除和运动创伤防治，效果明显。对于运动员来说，科学的训练和良好的恢复是他们能赛出佳绩的保障，张世明教授根据运动员的个体差异、运动机能，为他们制定个性化的运动方案。对于受伤的运动员，他善用中医运动学医术，妙手施治，并细心指导康复和训练。2015 年张世明教授被聘为 2016 年里约奥运会医疗保障专家。传授高水平的运动创伤中医防治经验，提供优质的医疗服务，为祖国的体育事业服务，是张世明教授做了一辈子、做得最尽责、做得最舒心的事。1982 年以来，张世明教授先后由国家体委派出赴美国、苏联、保加利亚、意大利等国家和香港、台湾地区讲学交流，为弘扬华夏医学、为国争光做出了贡献。

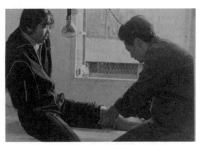

张世明（右）与排球名将梁艳

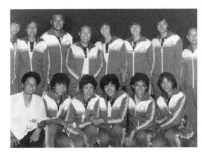

张世明（前排左一）与中国女排（1983 年）

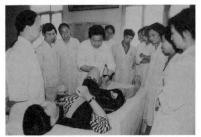

张世明（左四）教授为叶乔波诊治

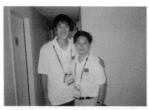

张世明与刘翔

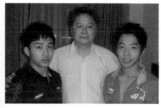

张世明（中）和邹凯、冯喆

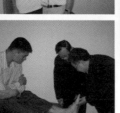

张世明和姚明

　　不仅仅是张世明，骨科医院的多数医生都活跃在各类体育赛事中。如虞亚明为国家体育总局运动创伤专家组成员，常年为国家优秀运动员诊治伤病；熊定邦曾任国奥足球队队医，等等，不一而足。

　　数十年来，郑怀贤教授的几代弟子将郑氏骨科发扬光大，为全国和四川省广大骨科患者和全国体育运动队伤病患者乃至国际友人诊疗伤病，声誉海内外。

参考文献

[1] 柏昱.绝技写春秋——著名武术家郑怀贤先生传略 [J].体育文史,1993(05):39-43.

[2] 董乐.起底成都医院自制药 最老的已经百岁了 [EB/OL].[2018-11-07].http://news.chengdu.cn/2016/1125/1834496_2.shtml.

[3] 卿光明,冯媛媛,何颖.郑怀贤"武医"思想研究 [J].中华文化论坛,2018(06):143-148.

[4] 王春华.周恩来的一次意外受伤与秘密治疗 [J].文史博览,2007(04):28-31.

[5] 郑光路.中国武术走向世界的序曲——国术表演队一九三六年赴"奥运会" [J].体育文化导刊,2004,(7):63-67.

[6] 飞叉太保柏林奥运会上显中华武术雄威 [N].华西都市报.2017.06.07 (A21 宽窄巷).

[7] 没有洪荒之力——南京与 1936 年柏林奥运会,徐帆,南京舌里八搭工作室,2016-08-23.

天府文化　百年成都

Tianfu Culture, A Century-old Chengdu

多途汇流　妇幼华章
——成都妇女儿童中心医院

　　组建于 2011 年的成都妇女儿童中心医院看似年轻，实则悠久。有人形容它是一个含着金汤匙出生的"富二代"。的确，它所整合的成都市第九人民医院、成都市妇产科医院、成都市妇幼保健院、成都市儿童医院、成都市计划生育指导所，每个都是成都历史悠久、百姓耳熟能详的医院。

　　借助"四院一所"的医疗资源，如今的成都市妇女儿童中心医院成为成都市集妇产科、儿科、妇幼保健、康复、急救、培训、科研为一体的国内一流、西部第一的大型综合性三级甲等妇女儿童医疗保健机构。同时还履行妇幼保健公共卫生职责，负责十区十县保健院及医疗单位业务指导、人员培训等工作。

【百年妇幼谱华章】

　　最早成立于 1938 年、位于包家巷 77 号的成都市妇产科医院，是成都第一家名副其实的妇产医院，在 80 年的历史中，有近 40 万小生命在这里诞生，相当于一个中等规模城市的人员总数。"包家巷产院"承载了几代人、众多家庭共同的记忆。成都市妇产科医院的前身是四川省立高级医事职业学校附属产院，成立于 1938 年 11 月，院长汪黄瑛，院址在天仙桥前街新真 4 号。1946 年学校及医院搬迁至汪家拐下街 19 号。

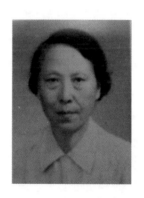

成都市妇产科医院第一任院长汪黄瑛

　　1950 年元月，成都解放后，军代表朱朝政接管学校及附属医院，更名为川西卫生学校附属产院，医院迁至包家巷 77 号，原甫澄纪念医院院址。1952 年从川西卫生学校分出，更名为成都市产院。1958 年更名为成都市第一妇产科医院，1979 年更名为成都市妇产科医院。

　　包家巷原为清代少城的"永明胡同"。这条胡同因蒙古族的巴岳特氏居住过，而"巴"字又可译作"包"，故在辛亥革命之后，"永明胡同"即更名为"包家巷"。成都市妇产科医院的存在，使得包家巷远远超越一条小巷的意义。只要一说起包家巷，都晓得这是个生娃娃的地方。

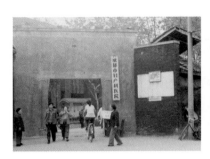
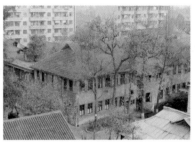

成都市妇产科医院旧址　　　　　　成都市妇产科医院原病房、门诊部后外景

在计划生育工作的高峰时期，医院除了做好本职工作，开展相关的技术培训和进修指导工作，还成立宣传小组，走进工厂、机关、学校、公共食堂等宣讲计划生育卫生知识。即便在十年动乱期间，院内仍坚持工作，通过医疗队深入农村，培养了一批赤脚医生。

2000年，成都市妇产科医院与成都市第九人民医院合并，简称"九妇院"。2010年12月22日是九妇院在包家巷诊疗服务的最后一天，第二天，有72年历史的成都市妇产科医院在包家巷停诊，医院整体搬迁至日月大道成都妇女儿童中心医院。

成都市妇幼保健院是四川省第一家妇幼保健院，筹建于1942年，院址设在汪家拐下街19号。作为全国创办助产教育、开创妇幼保健体系的第一人，杨崇瑞在日军侵占北平后，紧急赶到成都，与张群（时任四川省政府主席）及夫人马玉英、陈志潜商议在成都筹建妇幼保健所，安排在京人员内迁。1944年6月1日"四川妇婴保健院"正式开诊，由杨崇瑞担任院长，有工作人员10名，设有产科、妇科、小儿科，共设病床12张。开展一般妇、产、儿科常见病的诊疗，接正常产及产后访视、种痘工作。1946年7月院址搬至成都市实业街41号（现址32号）。

1950 年 4 月，川西行政公署卫生厅令"四川省立妇婴保健院"更名为川西妇婴保健院，同时成都市第一、第二保婴事务所隶属该院管理。1952 年 11 月医院划归成都市卫生局领导，更名为成都市妇婴保健院，1953 年 3 月更名为成都市妇女保健院。1958 年 5 月更名为成都市第二产科医院，1959 年 4 月更名为成都市妇产儿科医院，1962 年 5 月又更名为成都市第二妇产科医院，1978 年 5 月更名为成都市妇幼保健院。

成都市妇幼保健院担负着占成都地区三分之二人口的妇女、儿童的预防、保健、咨询、医疗等服务，负责对十区十县（市）保健院及医疗单位进行业务指导、人才培训等工作。通过下送和培训的方式，培养了一批基层妇幼保健工作人员。

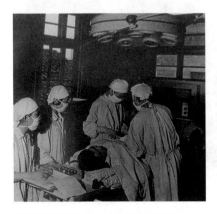

妇幼保健院 20 世纪 60 年代产科手术

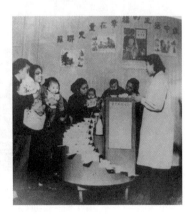

妇幼保健院母婴培训

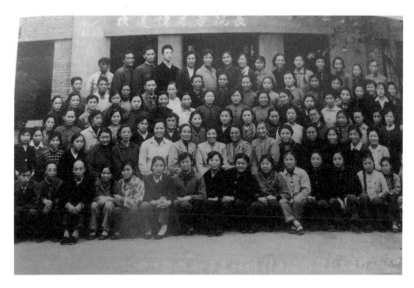

1964 年成都市妇幼保健院（当时名为成都市第二妇产科医院）全体留影

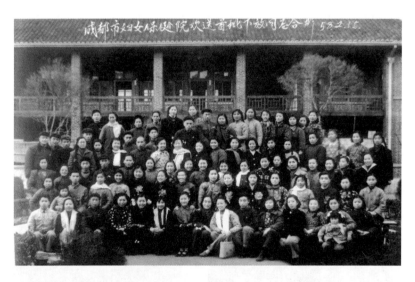

1958 年成都市妇幼保健院欢送首批下放同志

　　成都市儿童医院是成都市家喻户晓的儿童医疗机构，位于成都市太升南路 137 号，前身是八路军 120 师师部卫生所，九次更名，1979 年 12 月改建为成都市儿童医院，是一所集儿童医疗、科研、教学为一体的四川省唯一的一所综合性市级儿童医院。

　　成都市儿童医院在 1999 年成立"成都市儿童急救中心"，担负成都地区及省内危重病儿童的会诊、抢救、转运、儿童急救网络的建立及人员的培训任务。汶川大地震中成都市儿童医院成为救助地震中受伤儿童的主力战场，仅震后七天，医院就接收六十多名儿童。

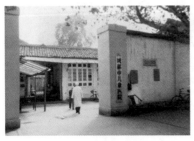
儿童医院老门诊（1979.12—1985）

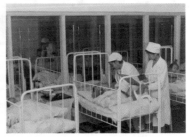
儿童医院 1985 年拆迁前的老住院部

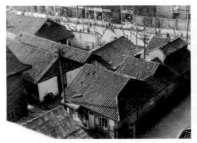
儿童医院 1985 年拆迁前的老住院部

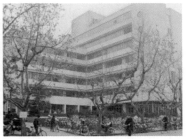
1988 年儿童医院门诊大楼落成

成都市妇女儿童中心医院"四院一所"组成中的"一所"指的是成都市计划生育指导所，2015年并入成都市妇女儿童中心医院。1979年1月，成都召开了"全国计划生育办公室主任会议"，讨论了如何在1980年把中国人口自然增长率从当前的百分之三左右降到百分之一以下。1979年一年里，全国29个省区市有27个出台了本省的计划生育条例，除部分少数民族外，一胎化在全国城乡全面实行。成立于1964年、作为全国最早成立的市级计划生育指导所之一，成都市计划生育指导所在计划生育工作的高峰时期发挥了积极作用。

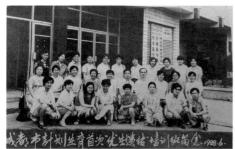
1988年成都计划生育首次优生遗传培训班留念

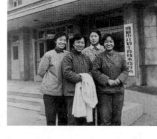
指导所20世纪70年代旧貌

1999年5月30日，指导所开始四川省首例第二代试管婴儿（即卵母细胞内单精子显微注射技术）临床应用。首位患者李某当时34岁，患有多年的卵巢综合症，并伴有双侧输卵管不全性堵塞，其夫刘某则患有精子不能穿透卵膜的病症。成都市计划生育技术指导所在先期治疗的基础上，经卵、精显微注射培养，于1999年7月31日将受精卵移植进李某子宫，一次着床成功。李某于2000年4月21日剖腹产出一个体重4千克、身高49厘米发育良好的女婴。

2008年汶川大地震后，成都市计划生育指导所是震后最早启动再生育服务的单位。他们不光为大地震中有伤亡家庭再生育工作付出了心血，还通过这项活动，制定、总结和创新了为灾后失去孩子家庭展开医学救助的新模式，填补了火难医学在这 领域的空白。

【德学双馨妇幼人】

● 林巧稚的老师杨崇瑞

如果提起著名的妇产科专家林巧稚，很多人都知道。但被林巧稚称为老师的杨崇瑞，却很少有人知道。其实，杨崇瑞比林巧稚大十岁，是我国最早的女医学博士，是林巧稚名副其实的老师。杨崇瑞与林巧稚都是我国著名的妇产科专家，都是为妇幼事业终生未婚的杰出女性。

杨崇瑞的墓志铭完整诠释了她为中国妇幼卫生事业倾尽全力的一生，她实现了我国乃至世界妇幼卫生事业的多个第一位：在我国第一位把科学妇幼卫生知识从城市大医院送到农村；第一位提倡新法接生，培训接生婆的人；第一位在我国创办助产教育，办起示范性的助产学校及附属产院，并把培养的骨干分派到边远落后地区；第一位在 30 年代即提倡并办起节制生育指导所；中华人民共和国卫生部第一任妇幼卫生司司长。

杨崇瑞，字雪丰，河北通县人，生于 1891 年，是中国近代妇幼卫生事业的开创者，成都市妇幼保健院的创办者。

杨崇瑞的父亲杨云阶，16 岁中秀才，18 岁中举人，是乡里的少年才子，早年在通县协和书院讲授历史和中文，母亲杨碧徒操持家务，家中还有三个哥哥。杨崇瑞童年就在父亲的指导下读书认字。1910 年考入协和大学理化科（即医预科），两年后考入协和女医学院，1917 年毕业，获医学博士学位。

早在 1921 年在协和医学院成立公共卫生科之际，杨崇瑞受英国医生兰安生（J. B. Grant）的影响，到冀东三河及遵化等县调查研究婴儿"四六风（新生儿破伤风）"。经调查得知，破伤风和产褥热是当时新生儿和产妇死亡的主要原因，北京郊区某村因产婆的不良卫生习惯，当地新生儿的死亡率高达 80%。此时，她恍然大悟：防病大于治病！公共卫生在保障民族健康上，应当比医疗机关发挥更积极的作用。她毅然成立了公共卫生科，这成为杨崇瑞一生事业的转折点。

1925 年杨崇瑞赴美国霍普金斯大学医学院进修，考察公共卫生和医学教育。回国后任协和医学院公共卫生科教授，兼任卫生部技术室主任技师，负责全国妇婴工作。

当时的中国大约有 20 万旧式产婆，都是未经培训、毫无医学知识的中老年妇女。杨崇瑞认为这便是新生儿和产妇易死亡的症结所在，要推广安全卫生的新式接生，最便捷的方法是对产婆进行严格监督、管理和培训。1928年，她在北平办起了我国第一个接生婆讲习所——北平产婆讲习所，第一批培训 30 人，平均年龄 54 岁。她办的接生婆讲习所先后对 360 个接生婆进行了严格训练，据说其中还有为清朝末代皇帝溥仪接生的原皇家接生婆。

1929 年，杨崇瑞拿出自己多年来的全部积蓄，又向多方呼吁，争取到有识之士的资助，创立了全国第一所示范性助产学校——北京国立第一助产学校，并聘请朱章庚、林巧稚、潘光旦等清华大学、北京大学、协和医学堂的教授来学校任教。由于第一助产学校教学质量高，在社会上有很高的声誉，当时被称为北京八大学府之一。之后又在南京创立第二助产学校，并担任两所学校的校长。

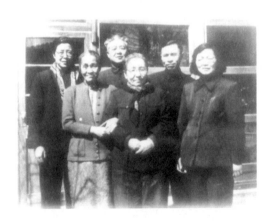

杨崇瑞为北平国立第一助产学校题写的校训，也是现在北京东四妇产医院的院训（图片来自夏俊生《杨崇瑞开拓中国妇幼卫生事业》）

杨崇瑞与医务界朋友在一起。左起：严仁英、林巧稚、胡传揆、杨崇瑞、林崧、陈文珍（图片来自夏俊生《杨崇瑞开拓中国妇幼卫生事业》）

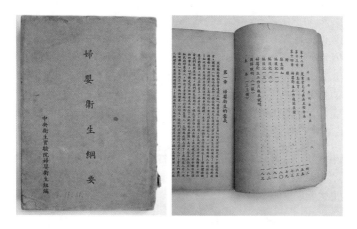

杨崇瑞编写的《妇婴卫生纲要》（图片来自孔夫子旧书网）

1938 年 8 月至 1939 年底，她编写了《妇婴卫生纲要》《妇婴卫生学》《简易产科学》，还有一套妇婴卫生挂图在全国各地发行。

抗日战争期间，杨崇瑞被调往南京卫生署主持全国妇婴儿卫生及助产教育工作，并兼任中央助产学校校长。日本侵入北平后，第一助产学校依照杨崇瑞的指示，继续招生，坚持办校，经费由附设产院各项收入维持；如果被日伪接收，业务停顿，所有教职员工薪金即在东交民巷汇丰银行助产学校的特别存款内提取。1943 年 7 月，日本人突然占领学校。杨崇瑞闻讯，立即由重庆赶到成都，和四川省卫生处处长陈志潜商议组建四川成都妇女保健所，即成都妇幼保健院前身，安排从北京第一助产学校来川的教职员和学生在这里工作学习。

新中国成立后，杨崇瑞担任中央人民政府卫生部第一任妇幼卫生局（现妇幼司）局长，其间建立了全国三级保健网，为推广妇幼卫生保健打下坚实的基础。

杨崇瑞是我国计划生育的开拓者。在临床工作中，她发现有的产妇产胎次数竟达 15 次，产妇年龄最小的仅 15 岁。有的妇女因多产引起盆底肌肉、筋膜及子宫主韧带过度松弛或撕裂，患有阴道前、后壁脱垂或子宫脱垂，有的妇女因生育过密，身体虚弱却不知如何避孕。为此，她在学校教材中特别增加了节制生育一章，为学生讲述节制生育的必要性和避孕的具体措施。

为了妇幼卫生事业，杨崇瑞博士终生未婚。在一次政协会议答记者问时，她曾诙谐地说："我和妇幼卫生事业结了婚，全中国的儿童都是我的孩子。"说起产科医生的辛苦和战胜困难后的满足，她写道："生活中最真挚的快乐，是为他人谋求幸福。产科医师便是为妇女婴儿求安全与幸福。每次接生，直接地维护了两个人的性命的安全与身体的健康，间接地为国家在强国强种上，做了最伟大的贡献。所以，一个产科医师应该有理由以她的职业骄傲的。"

杨崇瑞博士去世后，亲属遵其遗嘱将她的全部积蓄 69000 元人民币捐献建立了"杨崇瑞奖学金"，2000 年 5 月正式定名为"中国医学基金会杨崇瑞妇幼卫生奖励基金"。

1991 年杨崇瑞诞辰一百周年之际，全国人大常委会副委员长、中国民主促进会中央委员会主席雷洁琼，原卫生部部长钱信忠，农工民主党名誉主席沈其震，北京医科大学党委书记彭瑞聪和校长曲绵域，杨崇瑞生前友好和同事严镜清、陈志潜、薛公绰、王耀云，以及妇产科专家严仁英、张佩珠等，都撰写纪念文章，从不同的角度，记叙了杨崇瑞生前的生动事迹。

● 朱自清与《刘云波医师》

大散文家朱自清先生曾于 20 世纪 40 年代写了一篇散文《刘云波医师》，说的就是曾任成都市妇产科医院院长的刘云波。

刘云波，生于 1905 年，四川遂宁人。父亲刘万和是闻名远近的绸缎大亨，虽在成都富甲一方，父亲却对子女要求甚严，母亲邹氏常教育子女们要自立，尤其是女子。在父母的影响和支持下，为了增长知识，刘云波离开成都外出求学。先后就读于南京汇文女子中学和上海中西女塾两所教会学校。后又留学日本 3 年，留学德国耶拿大学医学院，1937 年获德国医科大学医学博士学位。次年，回到祖国。

回国后的刘云波一方面承担起了父母去世后管教众多弟妹乃至料理整个大家族的重任，一方面与几位年轻的开业医生一起，在成都创办了私立宏慈助产学校、宏慈医院。后因收费低廉，宏慈学校及附院入不敷出，宣告停业。为了继续拓展事业，刘云波又独自创办了宏济医院。当时，成都军政界上层人物的家属生孩子、生病几乎全在她的医院。

1943 年，南京沦陷后迁来成都的中央军校眷属医院与成都市立医院都来聘请刘云波，她于是又兼任成都市立医院妇产科主任、四川省立高级医事职业学校校长兼附属医院院长（成都市妇产科医院前身）。

1949年成都解放前夕，为了营救身陷囹圄有孕在身的进步人士马力可，她千方百计进入敌人重兵把守的监狱，并以保外就医的名义救出马力可，将她营救到自己的医院，免遭国民党杀害。而马力可丈夫郭骏达等33名共产党员、爱国人士则于1949年12月7日深夜，在十二桥荒郊惨遭国民党特务杀害。

成都解放后，刘云波被任命为四川省立高级医事职业学校副校长，她将宏济医院的全部设备和器材捐献给了医职校附院，即成都市妇产科医院。1951年任成都市妇产科医院院长。

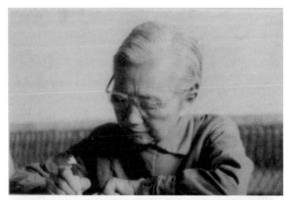

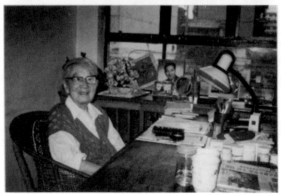

刘云波先生晚年（图片来自任扬《漫漫人生写满爱（怀念刘云波老人）》）

　　刘云波先生无论贫富、无论身份，对待病人都满腔热情，一视同仁，得到刘云波精心治疗和慷慨帮助的人很多，其中就有朱自清夫妇。朱自清先生丧偶三年后，在朋友的热心撮合下，与在北京学习艺术的四川籍女士陈竹隐结婚。1937年抗日战争爆发后，朱自清夫妇带着子女随校南迁，在昆明的西南联大任中文系教授。为减轻朱自清先生生活压力，陈竹隐带着子女回到故乡成都，让朱自清一人留在昆明安心执教。

　　刘云波与陈竹隐为中学同窗，抗战期间陈竹隐带着三个孩子在成都的6年间，刘云波给了生活窘困中的他们无微不至的关怀和帮助。朱家人看病抓药，刘云波分文不收。朱自清先后有两个儿子患肺炎，一个女儿患猩红热，病势危急，幸得刘云波免费施以当时稀罕而昂贵的盘尼西林救治。朱自清对刘云波的为医为人异常感慨，写下对联"生死人而肉白骨，保赤子如拯斯民"，横批"慈母之心"，并请叶圣陶书写好赠予刘云波。后来朱自清又写了一篇朴实真挚的散文《刘云波医师》，发表于当时的重庆《人物》杂志。

　　当抗战胜利一家人返回北平后，听说刘云波的新医院落成，朱自清又特意将这篇旧稿重抄了一篇，寄给刘医生以作贺礼，朱自清夫妇和他们的三个孩子朱乔森、朱思俞，以及在成都出生的朱蓉隽都签上了自己的名字，并一一加盖私人印章，以表达朱自清全家对刘云波发自肺腑的感激钦佩之情。对于帮助朱自清陈竹隐一家的事，刘云波却只字不提。

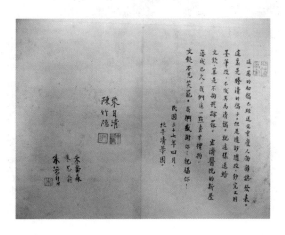

朱自清亲书《刘云波医师》及全家人的签名（图片来自腾讯网豹子头蒋蓝专栏）

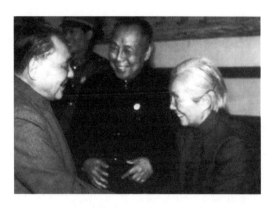

1986 年邓小平到四川视察时与时任中国农工党四川省委员会主任委员刘云波（右一）亲切握手（图片来自腾讯网豹子头蒋蓝专栏）

　　在朱自清的《刘云波医师》中还记录了这样一则小故事，隔着文字能体会到刘云波先生对病人热切的责任感。"有一回一个并未预约的病家，半夜里派人来请。这家人疏散在郊外，从来没有请她去看过产妇，也没有个介绍的人。她却毅然的答应了去。包车到了一处田边打住，来请的人说还要走几条田埂才到那家。那时夜黑如墨，四望无人，她想，该不会是绑票匪的骗局罢？但是只得大着胆子硬起头皮跟着走。受了这一次虚惊，她却并不说以后不接受这种半夜里郊外素不相知的人家的邀请，她觉得接生是她应尽的责任。"

　　1974 年和 1976 年，云南省永善县和四川省雷波县发生强烈地震，已过70 岁的刘云波不仅主动参加救灾工作，还捐款 1000 元支援灾区人民。

　　20 世纪 80 年代后，刘云波担任了四川省人大常委会副主任。四川省制定的《预防控制狂犬病条例》《实施食品卫生法（试行）若干规定》《计划生育条例》《计划生育流动人口管理办法》等都凝聚着刘云波的心血。四川省的计划生育工作能走在全国前列，与刘云波对计划生育工作的热爱与执着是分不开的。为此，刘云波荣获了四川省委、省政府设立颁发的"四川人口终身荣誉奖"。

　　2000 年 7 月 11 日，刘云波遗产捐赠仪式在成都锦江大礼堂举行。按照刘云波的遗嘱，她的全部积蓄 87206.06 元人民币全部捐赠给了四川希望工程，团省委、省青少年发展基金会将在四川贫困地区的道孚县援建一所希望小学，并命名为"云波希望小学"。她收藏的1000余册书籍和杂志全部赠送农工党创办的资中前进中学，35本德文书籍赠送给四川省卫生管理干部学院。死后不开追悼会，不作遗体告别，尸体请华西医大解剖，为医学科学做最后贡献。老人用她自己的方式，倾其所有，向世人表达了她最后的爱意。

● 陈幼惠院长与"包家巷"产院

包家巷产院是许多成都人的出生记忆，是一个城市生命延续代名词。守护它的一代代产院医护人员，为了那句简单的"母子平安""母女平安"奉献了一辈子。

2018年10月的一天，在成都市妇女儿童中心医院工作人员的联系下，笔者有幸采访了20世纪80年代末、90年代初担任原成都市妇产科医院院长的陈幼惠女士。陈院长已经84岁高龄，她在家中热情地接待了我们。

陈院长的家在包家巷77号，原成都市妇产科医院的职工宿舍。这是一个不大的小区，住在这里的都是当年成都妇产科医院的医生、护士，院内古朴的银杏树陪伴着他们度过了早出晚归、披星戴月的一年又一年。

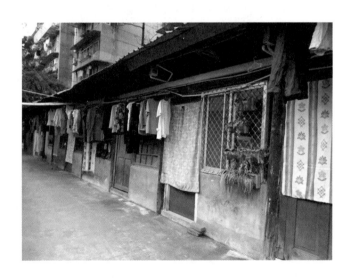

成都市妇产科医院当时住院医生的宿舍，陈院长和其他医生晚上不值夜班就睡在这里（李媛拍摄）

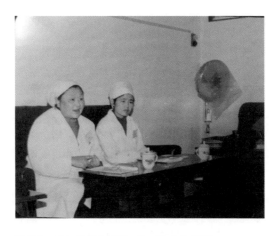

陈幼惠（左）院长在汇报工作（陈幼惠供图）

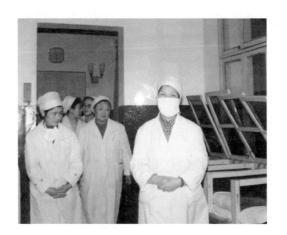

陈幼惠院长（右二）在查房（陈幼惠供图）

　　回忆起自己四十多年的职业生涯，看着医院从无到有、从小到大，陈院长不禁感慨万分。

　　"我是 1963 年从华西毕业分到这个医院，看着这个医院从无到有长大的。我来的时候就有了这个医院，但是个很小的医院，就是坝坝里两栋平房，100 个床位，还有一栋两层楼，楼下是产房、门诊，楼上是办公室。当时心里很不舒服，想我大学毕业分到这么撇（四川话，意思是'差，不好'）个地方，当时在卫生局我就不愿意，我不想搞妇产科，我想搞内科。卫生局领导劝我去，说妇产科医院需要人，今后还是有发展的。"陈院长回忆道。

"当时的水平，相当于现在一个县上的接生站的水平，妇科、产科各50个床位，还有几间房子是门诊、药房、刮宫房。产科只能够接生，做剖腹产。妇科基本上解决不了什么问题，做的最多的是因为计划生育政策，妇女怀孕到中期到这里做引产，然后结扎，最多做简单的卵巢囊肿手术。

当时只有4个医生，管100个床位，一个人管25个，白天黑夜地（干）相当累。两个人一班，互为正负，正班就在病房睡，负班就在宿舍，不能回家，也没什么休息，一直到'文革'前夕。一个星期回一次家，当时只有一个星期天，等看完病人查完房，回到爱人分配在铁路局的宿舍已经中午11点了。休息半天，又要开始新的一周。工作真的是相当辛苦，但那时的人从无怨言，虽然那么累，还积极得很。

"那时不像现在，计划性剖腹产很多，白天就做了，那时经常晚上被喊起来参与接生或急诊。卫生局妇幼处制定了产科质量标准，其中一条就是剖腹产率不能超过20%。我们医院当时在全成都，包括川医在内，一直都是第一名，所以为什么那时人们一说包家巷，都知道是生娃娃的。"陈院长不禁有些自豪。

妇产科医院与其他医院不同，医生们还承担大量妇女保健工作，分批下到基层从事调研、义诊、普及宣传工作，当时妇产科医院主要负责金堂地区。令陈院长印象深刻的是20世纪60年代后期治疗妇女闭经和子宫脱垂的经历。

20世纪60年代，由于营养不良，子宫脱垂患者南方约占百分之十左右，这其中约有百分之二十左右是十年以上的老病人，成为当时严重危害妇女健康、影响生产、工作和学习的主要疾病。闭经病约占育龄妇女的百分之三十左右，重灾区更达半数以上。由于闭经病及其他妇女病的危害，人口出生率已有所下降。为应对这种状况，国家设立专项资金展开救治。

陈院长说，"60年代后期，下面的干部先做普查，我们下到乡里去做检查，对需要做手术的就转入医院。当时国家政策非常好，国家给医院拨专款，用汽车接这些妇女入院。国家供应蔬菜，病人只用带米，就来住院。那时也不需要家人陪护，我们工人、护工都是医院编制，专门照顾病人，不像现在到医院要自己花钱请护工。毛主席的政策很好，治愈以后又用汽车挨家挨户送回去，解决了很多妇女的痛苦。当时我们医院去金堂去得多，金堂是小山区，子宫脱垂很多。子宫脱垂，乡下叫'吊茄子'，就是子宫、膀胱、直肠掉出，夹在两腿间，有柚子大小。"陈院长比画道，"因为还要劳动，不停地摩擦，结果形成溃疡。我们要先把溃疡治好，然后把子宫取了，再把阴道前后壁缝合起来。当时做了很多这种手术，老百姓、农民很感激政府和医生。"

陈院长做了半辈子的妇产科医生，令她现在都还印象深刻、依然感觉十分遗憾的是一个因大出血没能救治的妇女。"这个女的第一胎就是前置胎盘大出血，那时没有什么好的止血技术，用宫腔填塞，塞纱条，我们救了她两天两夜，救活了。当时就告诉她不能再怀孕了，再怀要出大事，结果她不听话，三年后又怀孕了。怀孕中期大概四五个月就大出血，胎盘全植入，急诊做手术。切开腹部，血像开大的水龙头一样，往天花板上飙。当时我们把川医的医生都请来会诊，子宫切了也没办法，最后没救过来。还有一次，是个五十多的老太婆，来到医院，肚子像怀了足月孕一样，长了个卵巢囊肿，我们还是努力给她治好了。"

说起医院的发展，作为领导，陈院长参与了先进技术的学习和引入。"随着医院的发展，医院逐渐开展了很多业务。产科方面通过引进、派出的办法，开展了腹膜外剖宫产技术，虽然技术复杂些，但对产妇的干扰要少些。妇科方面开展的就更多了，90年代我到江西妇幼保健院参观学习，随后就在我们医院引进了阴道镜，可以更早筛查宫颈癌。后来就是宫腔镜、无创、微创、腔体手术等技术。医院最早和川医的距离是相当大，在我退休前，医院基本上追上了川医，在川医能做的手术我们也能做了。"

作为领导，陈院长十分关心职工，特别是一线医生的生活。20世纪80年代末，为改善职工居住条件，医院将原来的二层宿舍重建为七层的三室一厅。陈院长论资格是第一名，但作为领导为了带好头，她订下规矩，已经分配过住房的不参与这次分房。唯一的例外给了唐红育（音），她是产房主任，有儿有女，有公婆，一家五口实在住不开。虽然院内意见很大，但在一线呆过的陈院长深知一线医生的辛苦和不易，还是顶着压力分给了她。其实，陈院长自己条件也不好，女儿结婚、坐月子、请保姆，一家几口人都挤在现在居住的不到50平方米的两室一厅里。陈院长现在的住所是1980年医院分配的，她已经在这里住了快40个年头了。

退休后的陈院长也没闲着，返聘到医院看了多年的门诊，卫生局也返聘她到周边县做医院评审，周围的十几个县都跑遍了。

陈院长的女儿辛珏，现在是成都市妇女儿童中心医院信息中心统计室的工作人员，她每星期要回来看望陈院长。陈院长也借此询问医院的发展和近况，知道医院虽然搬离市中心，但依然有很多人慕名而去，她感到很欣慰。

其实，不仅是陈院长，翻开已经泛黄的《成都市妇产科医院院志 1938—1998》，在离退休名录里记录着的那些人，他们都在妇幼岗位上工作了三四十年，最长的工龄达 44 年。一个个的数字后，是一个人的大半生，是一个人一生中最年富力强的时光。生孩子对每个人来说都是人生中的大事，我们一生只会经历一两次，但对陈院长和名录里的那些医护人员来说，接生却是成千上万次。也许，正是为成千上万个家庭送去生命延续的快乐支撑着他们在这个普通又辛苦的岗位上奉献一辈子。如今名录上的人有的已经逝去，在世的也大多像陈院长一样进入耄耋之年。当在思考什么样的人生是值得的时候，我们从陈院长身上找到了答案。投身热爱的工作，无怨无悔，也许到了晚年就会像陈院长一样慈祥、安静、平和，让人不禁想多听她聊聊当年的事。

三位女医者都出生在旧时代，经历了抗战，参与了新中国建设，都为妇幼卫生事业奉献了一生。她们是女人，更了解在医疗条件不足的情况下女人因生产遭受的痛苦和委屈。她们是医生，心中有大爱，不仅解决一个个女性的病痛，更参与创建公共妇幼卫生保障体系，通过制度保障更多妇女儿童的健康。她们有的虽未婚，却都把妇幼事业和病人当做自己的爱人，热爱和奉献了一辈子。她们是妈妈，因她们帮助而诞生的婴儿都是他们的孩子。今天，当我们重温那段历史的时候，一方面感慨开创妇幼卫生工作的不易，一方面也赞叹在旧时代身为女性的她们的勇敢和独立。

承担着"四院一所"先辈们在八十多年中开创的辉煌历史和在百姓中的良好口碑，肩负着"一切为了妇女儿童健康"的光荣使命，新的故事和传奇会在合并后更强大的成都市妇女儿童中心医院延续，我们期待着。

参考文献

[1] 雷芝芳 . 杨崇瑞传 [M]// 科学家传记大辞典编辑组 . 中国现代科学家传记第 4 集 . 科学出版社 ,1993:552-559.

[2] 夏俊生 . 杨崇瑞开拓中国妇幼卫生事业 [J]. 炎黄春秋 ,2007(08):36-39.

[3] 任扬 . 漫漫人生写满爱（怀念刘云波老人）[EB/OL].[2018-10-12].http://www.ngdsc.org.cn/newshow.aspx?mid=69&id=7724.

[4] 蒋蓝 . 朱自清一家与刘云波医师的缘分 [EB/OL].[2018-10-12].https://new.qq.com/omn/20180815/20180815A0YCEO.html.

[5] 朱自清 . 刘云波医师 [J]. 人物 ,1948,03.

后记

　　成都历史悠久，文化灿烂，医疗卫生事业源远流长，中医药事业基础良好，名医辈出，医药典籍丰富；西药从明代开始传入，西医医院则随着清朝年间教会的传入而发展壮大。时至今日，成都拥有许多享誉全国的医院，它们或根植于深厚的中医药事业传统，或起源于教会医院的基础之上，均为成都市人民卫生事业的发展做出了卓越贡献。

　　《成都百年医院》一书追溯了百年来西医在成都的起源，回顾了七所成都地区具有百年左右历史的知名医院的发展历程，以医院史细节考证的方式，挖掘医院的地理变迁、典型人物、重大事件等，力求展现医院百年风貌、理念变化和医疗文化，并以故事讲述、图文并茂等生动有趣的方式呈现给读者们。期待通过阅读本书，读者们能够了解成都这些医院的基本概况，能够在医院历史变迁的过程中体会医院的办院理念和名医的人文情怀，并感受到成都医疗卫生事业中蕴含的历史文化情思。

编写组成员在考察和走访医院的过程中，聆听到了许多关于奉献、爱心、执着的故事，深刻地感受到了"为医者，必当先具佛心"的情怀和温度，同时也叹服于医生妙手回春的医术、医院悠久醇厚的历史文化。

《成都百年医院》一书是在成都市文化体制改革和文化产业发展领导小组办公室领导下及"天府文化·百年成都"丛书编委会悉心指导下完成的，由汪令江主持完成前期策划、调研、采访并形成编写提纲，由邱果统筹协调组织编写组撰写，对书稿数次修改完善，最终定稿。本书的编写者如下：序，马小驹、李媛、邱果；华西医院系列，杨曦；成都市第一人民医院，彭媛媛、高阳川；成都市第二人民医院，马小驹；成都市第三人民医院，李媛；成都大学附属医院，刘佳磊；四川省骨科医院，卢笑歌；成都市妇女儿童中心医院，李媛。全书的统稿校对工作由李媛、程建忠负责完成。

本书的完成离不开许多单位和个人的热心帮助与支持。成都市卫生健康委员会首先帮助协调了相关医院的调研和走访；成都市医学信息所提供了《成都市卫生志》等资料；华西医院、成都市妇女儿童中心医院、成都市第一人民医院、成都市第二人民医院、成都市第三人民医院、四川省骨科医院、成都大学附属医院的领导和相关部门给予了我们大力支持，安排了医院老领导和有关专家和我们访谈，并向我们提供了医院院史、老照片等珍贵的历史资料。原成都市妇产科医院院长陈幼惠、成都大学附属医院原党办主任吴君毅，还向我们讲述了医院建设发展过程中的许多重大事件，为我们深入挖掘提供了线索。在此向他们表示最真挚的感谢！

书不尽言，言不尽意。本书的书写中难免存在一些不足与疏漏，对现有医院的历史故事和医疗文化挖掘还有待进一步深入。恳请各位批评指正，以望在今后能得到修订和完善。

《成都百年医院》编写组

2020 年 8 月

图书在版编目（ＣＩＰ）数据

成都百年医院 / 邱果，汪令江，李媛编著 . -- 成都：
成都时代出版社，2022.2
ISBN 978-7-5464-2651-8

Ⅰ.①成… Ⅱ.①邱…②汪…③李… Ⅲ.①医院－
历史－成都 Ⅳ.① R199.2

中国版本图书馆 CIP 数据核字 (2020) 第 157027 号

成都百年医院
CHENGDU BAI NIAN YI YUAN

邱　果　　汪令江　　李　媛　　编著

出 品 人：达　海
责任编辑：蒋雪梅
责任校对：李茜蕾
装帧设计：邹　余
内文制作：杨　超　　张赟成　　周相辉
责任印制：车　夫
设计制作：　　成都读城投资有限公司
　　　　　　　　　028-86782262

出版发行：　成都传媒集团·成都时代出版社
　　　　　　　028-86742352　（编辑部）
　　　　　　　028-86615250　（发行部）
网　　址：　www.chengdusd.com
印　　刷：　四川华龙印务有限公司
规　　格：　160mm×230mm
字　　数：　250 千
印　　张：　12.5

版　　次：2022 年 2 月第 1 版
印　　次：2022 年 2 月第 1 次印刷
书　　号：ISBN978-7-5464-2651-8
定　　价：58.00 元